Lichtblicke
Glasmalerei des 20. Jahrhunderts
in Deutschland

Lichtblicke
Glasmalerei des 20. Jahrhunderts in Deutschland

Hatje

Dieser Katalog erscheint anläßlich der Ausstellung »Lichtblicke – Glasmalerei des 20. Jahrhunderts in Deutschland« im Deutschen Glasmalerei-Museum Linnich, 29. November 1997 bis 13. April 1998.

Konzeption der Ausstellung
Suzanne Beeh-Lustenberger, Justinus Maria Calleen, Thomas Heyden

Organisation der Ausstellung
Thomas Heyden

Restauratorische Betreuung
Ivo Rauch

Katalogredaktion
Thomas Heyden

Lektorat
Cornelia Plaas

Gestaltung
Konnertz Buchgestaltung Köln

Gesamtherstellung
Dr. Cantz'sche Druckerei, Ostfildern bei Stuttgart

ISBN 3-7757-0731-X

Printed in Germany

Umschlagabbildung
Johan Thorn Prikker, Essener Fenster, um 1925 / 1965 (Ausschnitt)
Krefelder Kunstmuseen, Kaiser Wilhelm Museum

Erschienen im Verlag Gerd Hatje
Senefelderstraße 12,
73760 Ostfildern-Ruit
Tel. (0) 711/44 05 - 0
Fax (0) 711/44 05 - 220

Die Deutsche Bibliothek – CIP-Einheitsaufnahme

Lichtblicke : Glasmalerei des 20. Jahrhunderts in Deutschland ; Deutsches Glasmalerei-Museum Linnich, 29. November 1997 bis 13. April 1998 ; [anläßlich der Ausstellung »Lichtblicke – Glasmalerei des 20. Jahrhunderts in Deutschland«] / [Katalogred.: Thomas Heyden]. – Ostfildern-Ruit : Hatje, 1997
ISBN 3-7757-0731-X

Inhalt

Leihgeber

Ohne die großzügige Unterstützung durch Künstler, Werkstätten, Museen und private Leihgeber hätte die Ausstellung nicht verwirklicht werden können.
Ihnen allen sei an dieser Stelle herzlich gedankt.

Ludwig Schaffrath, Alsdorf
Hella Santarossa, Berlin
Hessisches Landesmuseum Darmstadt
Glasmalerei W. Derix, Düsseldorf-Kaiserswerth
Bernhard Huber, Esslingen
Renate Groß, Germering
Glasmalerei-Werkstätte Peter Meysen, Heidelberg
Raphael Seitz, Maler und Glaskünstler, Heilbronn
Badisches Landesmuseum Karlsruhe
Archiv Hein Derix KG Kevelaer
Krefelder Kunstmuseen, Kaiser Wilhelm Museum
Stadt Langen, Museum für Zeitgenössische Glasmalerei Langen
Diether F. Domes, Maler + Glasgestalter, Langenargen / Bodensee
Städtisches Museum Leverkusen, Schloß Morsbroich
Glasmalerei Dr. Heinrich Oidtmann, Linnich
Haus St. Elisabeth, Mettmann
Thierry Boissel, München
Jürgen Reipka, München
Westfälisches Landesmuseum für Kunst und Kulturgeschichte Münster
Florian Lechner, Nußdorf
Glasmalerei Peters, Paderborn
Johannes Hewel, Rot am See / Brettheim
Museum Baden, Solingen-Gräfrath
Lukas Derow, Stuttgart
Glasmalerei V. Saile, Stuttgart
Württembergisches Landesmuseum Stuttgart
Derix Glasstudios, Taunusstein und Rottweil
Karl-Heinz Traut, Taunusstein
Ursula Huth, Weil im Schönbuch
Karl-Martin Hartmann, Wiesbaden

Besonderer Dank gilt der Kunstsammlung Nordrhein-Westfalen, Düsseldorf, für die vielfältige Unterstützung, die in der Vorbereitungszeit der Ausstellung gewährt wurde.

Viele schöne und interessante Museen gibt es in Nordrhein-Westfalen, und nun kommt ein weiteres hinzu: ein Haus in Linnich, das sich ganz der Glasmalerei widmet. Mehr als zehn Jahre sind vergangen von der Idee bis zur Verwirklichung dieses Museums, das keine Konkurrenz zu fürchten braucht – denn es ist einmalig in Deutschland.

Nicht nur darauf werden wir in Nordrhein-Westfalen stolz sein. Wir werden ein Haus besitzen, das jedem die Möglichkeit gibt, mehr über Glasmalerei zu erfahren, von einer Kunst, die überwiegend in Kirchen zu bewundern ist, die Abstand und Licht verlangt, wenn wir sie ganz erfassen wollen.

Glasmalerei ist aufs engste mit dem Handwerk verbunden. Sie hat eine lange Tradition im Rheinland und in Westfalen. Wer sich auf den Weg macht, wird sie finden, die leuchtenden Meisterwerke mittelalterlicher Glaskunst: in Köln und in Xanten, in Soest und in Mönchengladbach und, und, und...

Tradition bleibt freilich nur lebendig, wenn sie fortgeführt und weiterentwickelt wird. Bedeutende Impulse in diesem Jahrhundert verdankt die Glasmalerei Künstlern wie Wilhelm Teuwen, Jochem Poensgen, Georg Meistermann, um nur diese von vielen zu nennen. Zu den Erneuerern zählt aber vor allem Johan Thorn Prikker, der aus den Niederlanden zu uns kam und in Krefeld, Essen, Düsseldorf und Köln lehrte. Er und seine Schüler haben das begründet, was heute als »moderne Glasmalerei« angesprochen werden kann. Freilich, ohne die inzwischen weltberühmten Werkstätten wären ihre Kunstwerke nur Stückwerk geblieben. Sie setzten künstlerische Ideen in handwerkliche Kunst um.

Von nun an kann der Besucher in der ehemaligen kurfürstlichen Mühle, der späteren Getreidemühle Weitz, durch die Jahrhunderte der Glasmalerei flanieren und schauen. Möglich geworden ist das durch das Zusammenwirken vieler Kräfte, der Stadt, des Fördervereins, des Landes und durch privates Engagement.

Dem Deutschen Glasmalerei-Museum Linnich wünsche ich, daß es dazu beitragen kann, für diese Kunst Augen und Sinne zu öffnen. Vielleicht ist ein Besuch dort auch der Anfang einer Reise zur Glasmalerei in unserem Land: Es gibt viel zu entdecken!

Dr. h.c. Johannes Rau
Ministerpräsident des Landes
Nordrhein-Westfalen

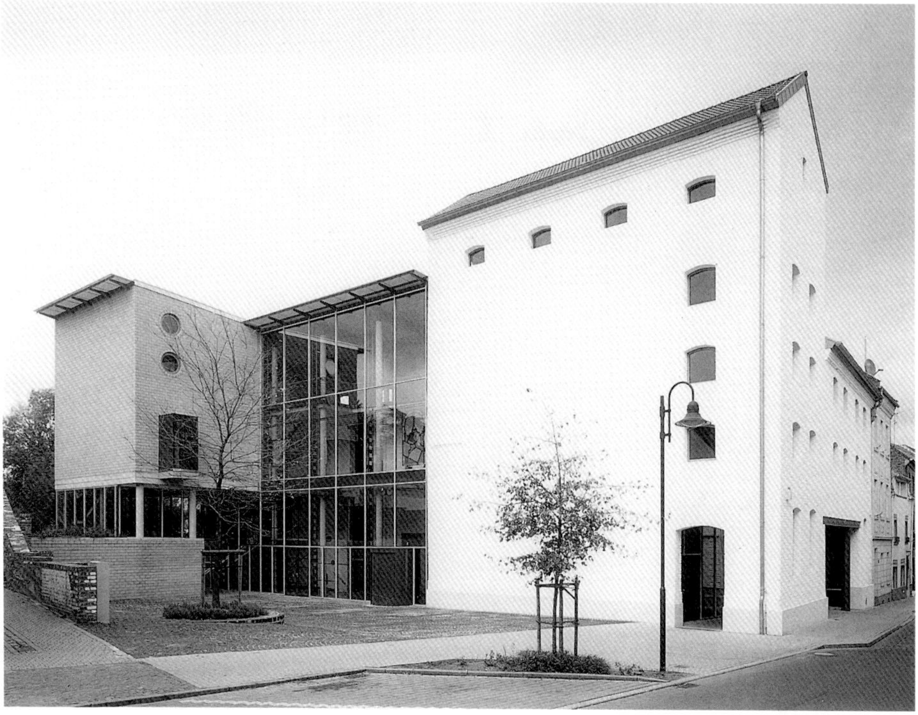

Deutsches Glasmalerei-Museum Linnich
Planungs-Büro Schmitz Aachen GmbH · Architekten Gerlach Krings Böhning

Kostbar und zerbrechlich sind die Kunstwerke, die das neue Museum in Linnich zeigt. Profan und sakral sind ihre Botschaften, transparent und farbenfroh ist ihr Material. Und Mühe und Ausdauer waren nötig, um das neue Museum ins Leben zu rufen. Aber es hat sich gelohnt: Gemeinsam mit engagierten Partnern hat die Nordrhein-Westfalen-Stiftung dazu beitragen können, im rheinischen Linnich ein wohl einzigartiges Museum ins Leben zu rufen: das Deutsche Glasmalerei-Museum Linnich, das mit der Ausstellung »Lichtblicke« eröffnet werden kann.

Das neue Museum ist ein Glücksfall für die Stadt Linnich. Hier, wo die älteste Glasmalereiwerkstätte Deutschlands ihren Sitz hat, hielten und halten Künstler und Handwerker die Tradition des Glasmalens lebendig. Kunst und Handwerk, Wissenschaft und eine interessierte Öffentlichkeit haben mit dem neuen Museum jetzt eine Attraktion, die über die Grenzen der Stadt hinaus zu einem Anziehungspunkt werden kann.

Ein Glücksfall ist das neue Museum aber auch für die Nordrhein-Westfalen-Stiftung. Das Land NRW, die Stadt Linnich, die Kreissparkasse, die Firmen Rheinbraun, RWE und PKL und die Nordrhein-Westfalen-Stiftung sind zu Partnern geworden, um aus einer guten Idee Wirklichkeit werden zu lassen. Zusammen auch mit der Firma Oidtmann und Künstlern der Glasmalerei eine im Ergebnis höchst effiziente Partnerschaft, bei der jeder einzelne allein dieses Ziel nicht hätte erreichen können.

Die treibende Kraft war der Förderverein des Glasmalerei-Museums. Den Mitgliedern des Vereins ist es zu verdanken, daß die ehemalige Getreidemühle nicht einem neuen Parkplatz weichen mußte. Sie haben auch die Nordrhein-Westfalen-Stiftung überzeugen können von der Idee, in Linnich dieses neue Museum entstehen zu lassen. Dafür war nicht nur Geld, sondern auch Tatkraft und Engagement erforderlich.

Gern hat die Nordrhein-Westfalen-Stiftung dabei geholfen und über 100 Glasfenster und -bilder, Entwürfe, Fotos und eine Bibliothek gekauft. Als Dauerleihgabe steht diese wertvolle Sammlung nun dem Museum zur Verfügung. Um damit zu erhalten und sichern, was zu den kulturellen Schätzen des Landes gezählt werden darf. Zur Freude der Besucher wird das neue Museum in Zukunft nicht nur die Schönheit der gläsernen Kostbarkeiten präsentieren, sondern auch die hohe Kunst ihrer Herstellung: Das Malen, der Zuschnitt, der Brand, die Verbleiung, aber auch das behutsame Konservieren und Restaurieren machen das Museum zu einem höchst lebendigen Ort.

Das Glasmalerei-Museum reiht sich ein mit anderen Museumsprojekten, die die Nordrhein-Westfalen-Stiftung unterstützt hat: dem Neanderthal-Museum im Kreis Mettmann, dem Krippenmuseum im münsterländischen Telgte, dem zur Zeit im Bau befindlichen Doberg-Museum im ostwestfälischen Bünde und dem Binnenschiffahrtsmuseum in Duisburg. Damit ist das Glasmalerei-Museum in guter Gesellschaft. Es ist in Nordrhein-Westfalen ein weiteres Glanzlicht, das ein bedeutendes Kapitel der Kulturentwicklung unseres Landes dokumentiert und die Öffentlichkeit daran teilhaben läßt.

Herbert Neseker
Präsident der Nordrhein-Westfalen-Stiftung Naturschutz, Heimat- und Kulturpflege

Die Stadt Linnich, der Förderverein und die Stiftung Deutsches Glasmalerei-Museum Linnich erreichen mit der Museumseröffnung und der ersten großen Ausstellung ihre hochgesteckten Ziele. Gut elf Jahre sind vergangen, seitdem die Idee geboren wurde, in Linnich, am Ort der ältesten deutschen Glasmalereiwerkstatt, ein Museum für Glasmalerei zu realisieren. Es galt, das historische Gebäude der alten Getreidemühle Weitz, die im Kern aus dem 17. Jahrhundert stammt, zu einem Museum umzubauen.

Im Rahmen eines Architektenwettbewerbes entstanden herausragende Entwürfe, die die besondere Attraktivität des Standortes verdeutlichten und ein erfolgversprechendes Nutzungskonzept für ein Glasmalerei-Museum boten.

Natürlich stellte sich für die kleine Stadt Linnich die Frage, wie die Kosten für den Umbau und den Betrieb eines Glasmalerei-Museums mit überregionaler Bedeutung finanziert werden sollten. Hierzu schlug der Förderverein die Gründung einer Stiftung vor. Mit einem außergewöhnlichen Zuschuß aus Mitteln der Städtebauförderung des Landes konnte der Umbau der alten Mühle Weitz zum Glasmalerei-Museum verwirklicht werden. Zur Finanzierung der Betriebskosten gelang die Gründung einer Stiftung durch die Stadt Linnich und die Firma PKL Verpackungssysteme GmbH Linnich. Die Stiftung erlangte 1997 Rechtskraft.

Der Grundstock für das Stiftungskapital entstand aus der Schenkung einer wertvollen Sammlung aus dem Besitz der Gebrüder Oidtmann und verschiedener Künstler. Hinzu kamen Mittel der Nordrhein-Westfalen-Stiftung Naturschutz, Heimat- und Kulturpflege, Stiftungsbeiträge der Firma PKL Verpackungssysteme GmbH Linnich, der Kultur- und Naturstiftung der Kreissparkasse Düren, der Rheinisch-Westfälischen Elektrizitätswerke, der Firma Rheinbraun AG und des Landschaftsverbandes Rheinland sowie das Gebäude in Erbpacht durch die Stadt Linnich. Aus dem Zinsertrag der Stiftung und einem jährlichen Betriebskostenzuschuß der Firma PKL Verpackungssysteme konnte eine gute Finanzierungsgrundlage für den Betrieb des Museums geschaffen werden. Die Eröffnungsausstellung »Lichtblicke« wird zudem durch die Stiftung Kunst und Kultur des Landes Nordrhein-Westfalen großzügig gefördert.

Das Deutsche Glasmalerei-Museum Linnich will einmalig in Deutschland als Spezialmuseum mit überregionalem Anspruch bedeutende Objekte sammeln und die Erforschung und Vermittlung der Glasmalerei fördern. Die Sammlung umfaßt schon jetzt mehr als hundert Scheiben, die dem Museum als Dauerleihgaben von der Nordrhein-Westfalen-Stiftung vertraglich zur Verfügung gestellt wurden. Unter den Glasbildern und Kartons, die überwiegend aus dem 20. Jahrhundert stammen, finden sich Arbeiten vieler namhafter Künstler. Ein umfangreiches Archiv sowie eine Bibliothek werden in Zukunft der Forschung dienen. Künstler, Vertreter der Werkstätten, Museumsfachleute und Architekten sollen durch Symposien und Seminare zusammengeführt werden. Gleichzeitig richtet sich das neue Museum an ein breites Publikum, das in der

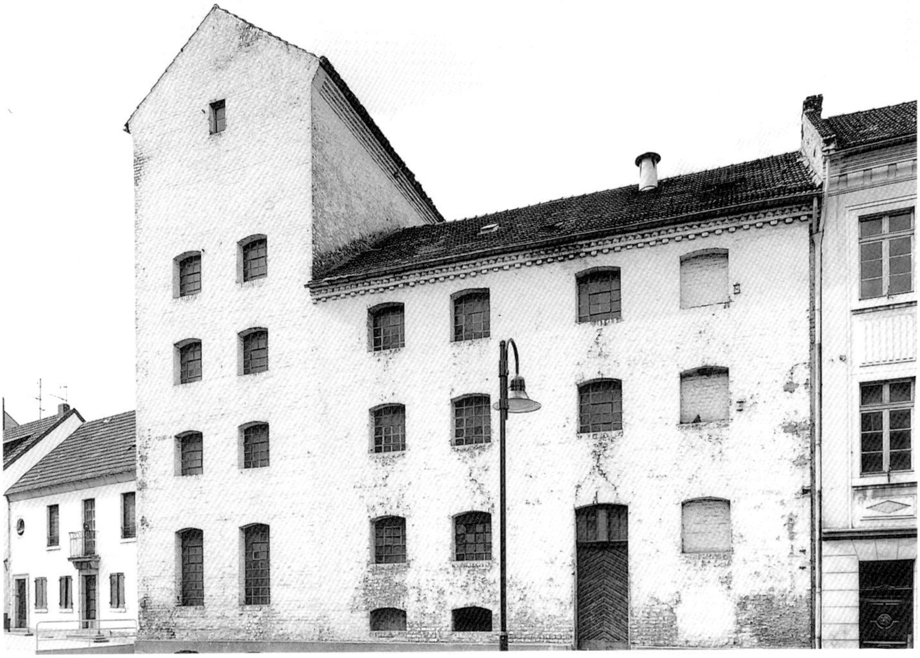

Die Getreidemühle Weitz vor dem Umbau

museumseigenen Werkstatt eigene Erfahrungen im Umgang mit dem Werkstoff Glas sammeln kann. So soll das Deutsche Glasmalerei-Museum Linnich als Zentrum für Künstler und Werkstätten einen Beitrag zur Kulturlandschaft in Deutschland leisten.

Bundesweit stieß die Eröffnungsausstellung schon im Vorfeld auf soviel Zuspruch, daß aus der Vielzahl der angebotenen Objekte leicht mehrere Ausstellungen hätten bestritten werden können. Die getroffene Auswahl, die ein breites Panorama der Glasmalerei unseres Jahrhunderts in Deutschland eröffnet, kann nur ein Anfang sein, um die Bedeutung der Glasmalerei den künstlerisch wie handwerklich Interessierten Besuchern unseres Hauses näherzubringen.

Bürgermeister
Wolfgang Witkopp
Vorsitzender Stiftung
Deutsches Glasmalerei-Museum
Linnich

Adolf G. Retz MdL
Vorsitzender Förderverein
Deutsches Glasmalerei-Museum
Linnich e.V.

»Kunst und Kultur zu fördern, ist Sache des Staates und (un)eigennütziger Privatleute«, so ist die gängige Meinung. »Kultur und Wirtschaft passen nicht zusammen, Kunst und Kommerz schließen sich gegenseitig aus.«

Und doch finden seit Jahren immer wieder Künstler und Unternehmer zusammen, um auch und gerade im industriellen Bereich Kunst zu fördern sowie Mitarbeitern und der Allgemeinheit zugänglich zu machen – auch Teilen der Bevölkerung, die bisher keinen Zugang zur Kunst fanden.

In Zeiten leerer Kassen des Bundes, der Länder und der Kommunen sehen sich die bundesdeutschen Unternehmen sogar zunehmend in der Verpflichtung des kulturellen Engagements.

So wird auch das neue Deutsche Glasmalerei-Museum Linnich von der Industrie gefördert. Wesentlicher Sponsor und ideeller Mentor ist die PKL Verpackungssysteme GmbH in Linnich.

PKL sieht sich als ortsansässiges, international tätiges und stetig expandierendes Unternehmen in der Verantwortung für Mensch, Umwelt und Kultur. Neben der Förderung weiterer Projekte wie des Bulgarischen Kirchenchores aus Sofia und des Verpackungsmuseums in Heidelberg fördert PKL als größter Arbeitgeber der Region auch das Deutsche Glasmalerei-Museum Linnich und leistet hierdurch einen wesentlichen Beitrag zum Kunst- und Kulturverständnis in der Region.

Wir wünschen diesem neuen Museum von Beginn an den anhaltend regen Zuspruch, den es verdient.

Karl-Ernst Beinersdorf
Mitglied der PKL-Geschäftsführung,
Stellvertretender
Vorstand der Stiftung Deutsches
Glasmalerei-Museum Linnich

PKL ist weltweit einer der führenden Anbieter von Verpackungssystemen für flüssige Nahrungsmittel wie Milch, Saft und Suppen. combibloc-Getränkekartons werden nach Gebrauch recycelt, sind leicht, gut stapelbar und erhalten durch das produktschonende Kurzzeiterhitzungsverfahren Vitamine und Geschmack der Produkte.

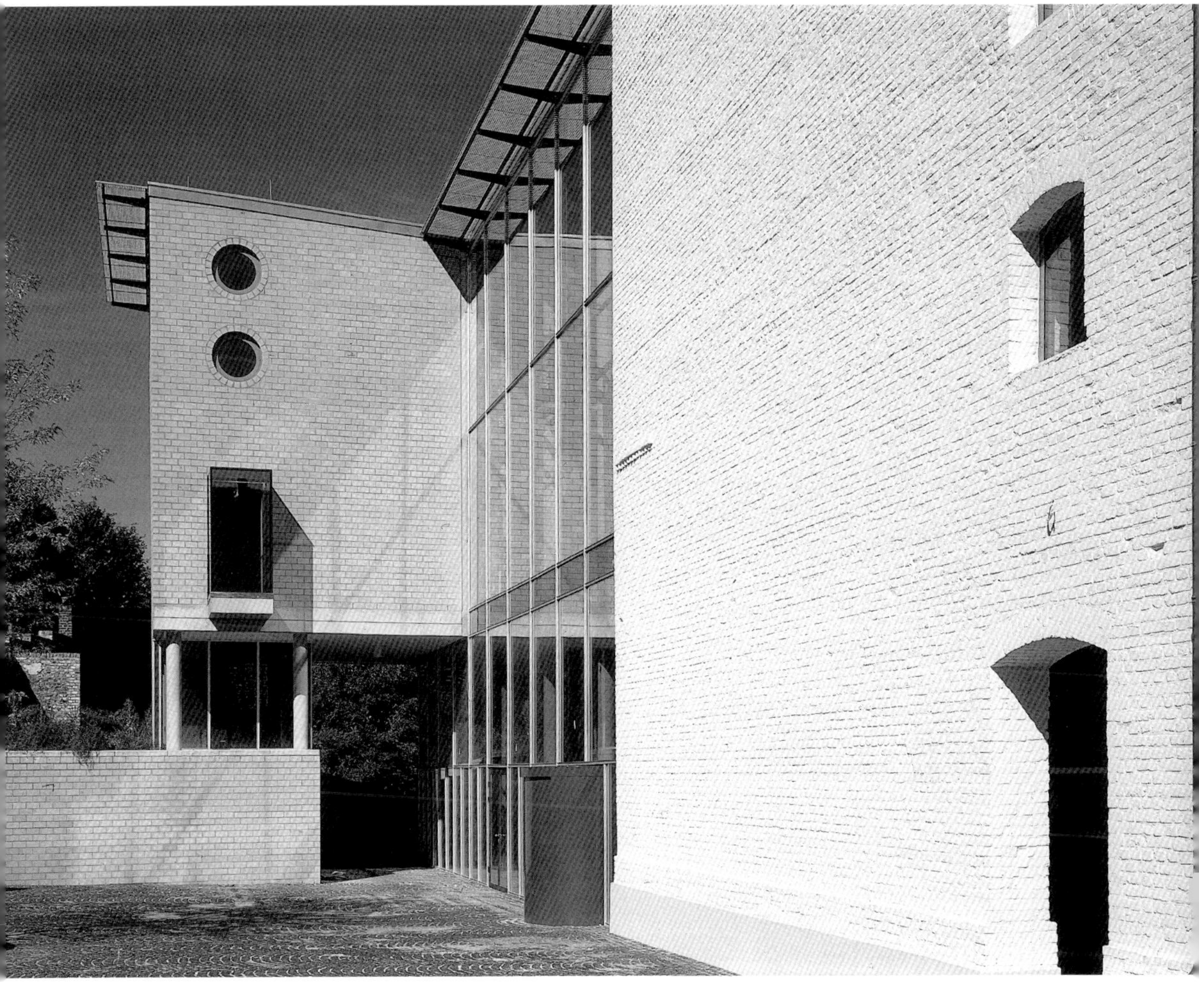

Deutsches Glasmalerei-Museum Linnich

Deutsche Glasmalerei des 20. Jahrhunderts

Adam C. Oellers

Es gehört zu den Eigentümlichkeiten innerhalb der Entwicklung der modernen Kunst, daß die Künstler einerseits zur Ablösung und Überwindung traditioneller Gestaltungsweisen und Techniken in Malerei und Skulptur aufgebrochen sind und sich andererseits einer ganz anderen Tradition – der des Kunsthandwerks – in besonders intensiver Weise wieder angenommen haben. Mit der Destruktion überkommener Formensprache geht eine Wiederbesinnung auf Ursprungsstrukturen einher. Dieser »Reinigungsvorsatz« ist dort am größten, wo der künstlerische Verlust an Originalität besonders augenscheinlich geworden ist: in jenen Gestaltungen, die uns täglich und öffentlich umgeben und die die handwerklich-menschlichen Produktivkräfte geradezu zu ihrem Prinzip gemacht haben.

Es sind (vielleicht abgesehen von der Keramik) vor allem die mit der Architektur eng verbundenen Gebrauchskünste, die sich dieser Erneuerung geöffnet haben. Wenn der Raum an sich für den Menschen als erlebnishafter und sozialer Raum neu definiert worden ist, dann wurden zwangsläufig auch jene Bereiche, in denen sich der jeweilige architektonische Raum der Umwelt und den Bewohnern konkret übermittelt, von diesem Gestaltungsimpuls erfaßt. Aus dieser Ganzheitsvorstellung heraus entwickelten die Künstler sowohl hinsichtlich der ästhetischen Durchdringung des Lebens im Innenraum (speziell der Möbelkunst) als auch hinsichtlich der Gestaltung der Schwelle zur Außenwelt (speziell der Fenstergestaltung) schon frühzeitig zukunftsweisende Konzepte.

Der Schritt zur Entwicklung der modernen Glasmalerei bedingte zunächst eine Ablösung der technisch und stilistisch kaum geglückten Nachahmungen mittelalterlicher Glasfenster im Rahmen historistischer Baupraxis. Darüber hinaus konnten auch die neuen Glasgestaltungen der Jahrhundertwende, also des Jugendstils und des Symbolismus, nur als eine begrenzte Zwischenentwicklung angesehen werden. Durch die strenge Unterordnung des farbigen oder rein graphisch gestalteten Jugendstil-Fensters unter ein stilistisch festgelegtes innenarchitektonisches Dekorationskonzept war es nicht zu vermeiden, daß die künstlerische Individualität (z. B. eines Henry van de Velde oder Hans Christiansen) schnell zugunsten von formaler Sti-

Henry van de Velde, Oberlicht, Halle des Folkwangmuseums in Hagen, 1902

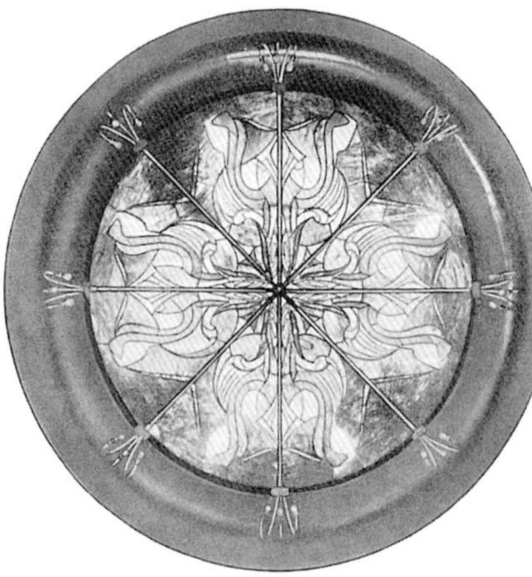

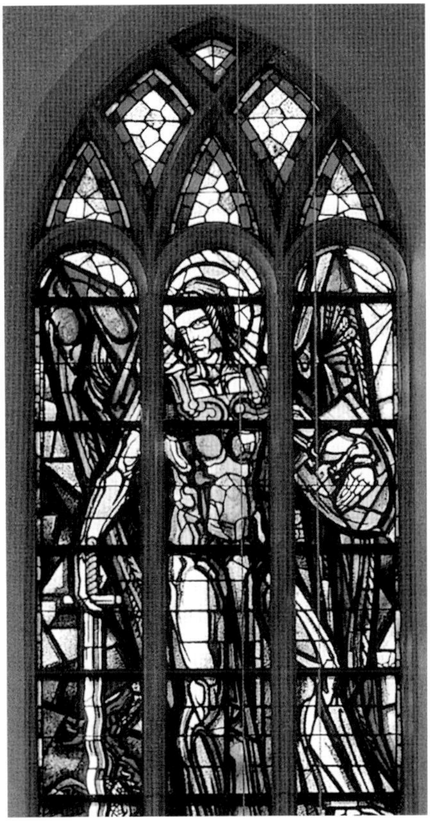

Johan Thorn Prikker, Michaelsfenster, Pfarrkirche Hl. Dreikönige, Neuss, 1912

lisierung, wiederkehrender Motivik und Akzentuierung spezieller Materialeffekte erlahmte. Auf der anderen Seite war auch einer inhaltlichen Überladung der Glasfenster (z. B. im Symbolismus eines Melchior Lechter oder Kolo Moser) keine dauerhafte Rezeption beschieden.

Eine echte Erneuerung ist erst mit dem Namen Johan Thorn Prikkers (1868–1932) zu verbinden, der bereits in den Jahren 1911/12 seine beiden ersten, wegweisenden Glasfensterzyklen entwarf: die christologischen, einer expressionistisch-dynamischen Sprache verbundenen Fenster für die Neusser Dreikönigskirche und die teppichhaft-ornamentalen Symbolfenster für das dortige Gesellenhaus. Thorn Prikker wandte sich wieder der alten Technik der reinen Farbgläser (des »Farbmosaiks«) ohne Auftragsfarben zu und verwandte nur das Schwarzlot als aufgetragene Binnenzeichnung bzw. zur Schattierung der Flächen. Zugleich entwickelte er im Sinne eines zeitgenössischen Expressionismus eine dynamische, das ganze Bildfeld großflächig in Spannung versetzende Figurenkomposition. Die traditionell beliebte Vertikalität der Komposition wird bei ihm nicht selten durch diagonale Linienführungen wieder aufgebrochen. Die Verwendung dunkel glühender Farben, vor allem des alten Dreiklangs Blau-Rot-Gelb, gibt der Atmosphäre des Innenraumes wieder seine notwendige Stille und Besinnlichkeit zurück.

Thorn Prikker ist trotz der heftigen Kritik von Seiten konservativer Kreise, trotz Demontage seiner ersten Fenster (bzw. einem erst nachträglichen Einbau) unbeirrt seinen Weg als Glasmaler weitergegangen. Seine Fenster aus den 20er Jahren erarbeiten sich – parallel zur allgemeinen Entwicklung der Kunst – eine noch zunehmende Systematisierung der eigenen Gestaltungsmittel. Dabei entwickeln sie eine neue Spiritualität, die weniger im expressiven gegenständlichen Motiv als vielmehr in der reinen transparenten Leuchtkraft der Farben und der asketischen Strenge der Komposition ihren Ausdruck findet.

Als Malerei mit dem Sonnenlicht hat er die Glasfensterkunst einmal sinngemäß bezeichnet.

Zu den bedeutendsten Werken Thorn Prikkers gehören wohl die Glasfenster in der romanischen St. Georgskirche in Köln (1928–30). Sie zeigen sowohl in den reinen Figurenbildern als auch in den mehr ornamental ausgerichteten Symbolfenstern, wie die architektonischen Strukturen des Gebäudes und die künstlerische Komposition in gestalterischer Harmonie zusammenfinden können. Die christlichen Motive sind eingebunden in ein überzeitliches Prinzip aus Tragen und Lasten, Aufstreben und Abrunden, Zusammenschichten und Durchbrechen, strahlendem Aufleuchten und dunklem Glühen – hier wird etwas vom Kirchengebäude als Ort des Zusammenfindens von irdischen und kosmischen Gestaltungszusammenhängen wiedererweckt. Das Glasfenster wird wieder zur Schwelle, wo das immaterielle (göttliche) Licht die Materie zum Erstrahlen bringt und das mystische Geheimnis der Transzendenz offenbart.

Thorn Prikker hat bereits 1921 im profanen Glasfenster begonnen, die Abstraktion bis in eine absolute Geometrie voranzutreiben, die reine Materialität des farbigen Glases zum Ausdruck zu bringen. Die Entwürfe, die Gemeinsamkeiten mit den Bildern von Mondrian und den Glasfenstern Theo van Doesburgs erkennen lassen, sind jedoch durch die kompositionelle Bindung an die Maße des Raumes und an die Atmosphäre seiner Nutzung wieder in eine funktionelle Ebene zurückgenommen. Was in den strengen großflächigen Fensterzonen der Bochumer Häuser Ising und Gröppel erstmals partiell erprobt worden ist, führt über zahlreiche Versuche, diese geometrischen Gestaltungen auch in kleinteiligen, seriellen oder dynamisch aufgebrochenen Teppichmustern anzuwenden, gegen Ende der 20er Jahre wieder zu ruhigen, ausgleichenden Meditationsbildern zurück. In diesen für Krankenhäuser und Klosterschulen des Ruhrgebiets geschaffenen Fenstern scheint Thorn Prikker die Vielfalt des Kosmos und der Erscheinungen in ein geläutertes Zusammenwirken farblicher und formaler Leitideen fassen zu wollen.

Thorn Prikker wurde durch seine zahlreichen kirchlichen und pro-

Otto Freundlich, Glasbild, 1924

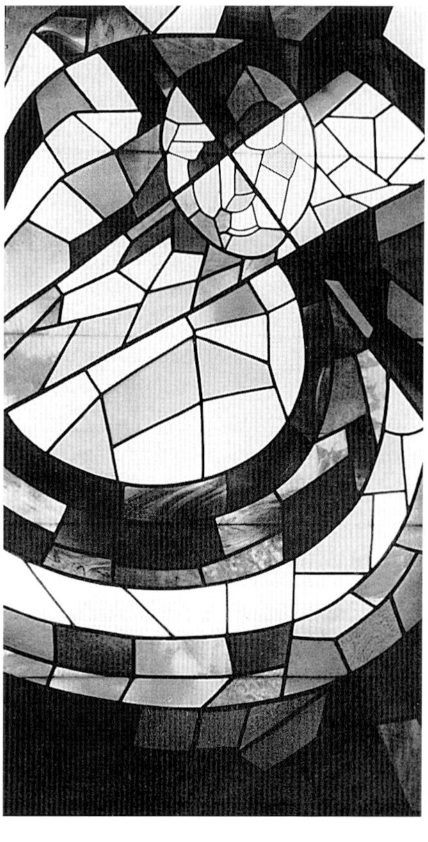

fanen Aufträge wie auch durch seine Lehrtätigkeit zum führenden Kopf einer Wiedererweckung der Glasmalerei im Rheinland. Seine Stationen – 1904 in Krefeld, 1913 in Essen, 1920 in München, 1923 in Düsseldorf, 1926 in Köln – haben wichtige Impulse für die Glasmalerei an den Akademien und Werkschulen gegeben. Groß ist die Zahl seiner Schüler und Nachfolger: von Heinrich Campendonk und Josef Albers über Ewald Mataré und Ludwig Gies, Heinrich Dieckmann, Josef Strater und Dominikus Böhm zu Anton Wendling und Georg Meistermann. Campendonk, Wendling und Wilhelm Teuwen (als Schüler Campendonks) begründeten selbst in Düsseldorf, Aachen und Köln eigene glaskünstlerische Schultraditionen. Sogar jene Künstler, die später auch in der Glasfenstergestaltung eigene konstruktivistische Prinzipien weiterentwickelten, z. B. Josef Albers, Otto Freundlich oder F. W. Seiwert, können sich auf ein von Thorn Prikker geschaffenes gestalterisches Fundament berufen.

Ein zweiter Modernisierungsimpuls in der Glasmalerei ging von den Expressionisten aus dem Umkreis der »Brücke« bzw. später der »Novembergruppe« aus; er wurde von der Berliner Glaswerkstätte G. Heinersdorff und von dem 1907 gegründeten Werkbund tatkräftig gefördert. Einerseits haben die Künstler hier die Techniken des »klassischen Glasmosaiks« wieder aufgegriffen, zum anderen blieben aber stilistische Merkmale der unmittelbaren Vergangenheit (insbesondere von Jugendstil und Art déco) noch für längere Zeit prägend. Das regionaltypische Ausbleiben monumentaler Aufgaben im

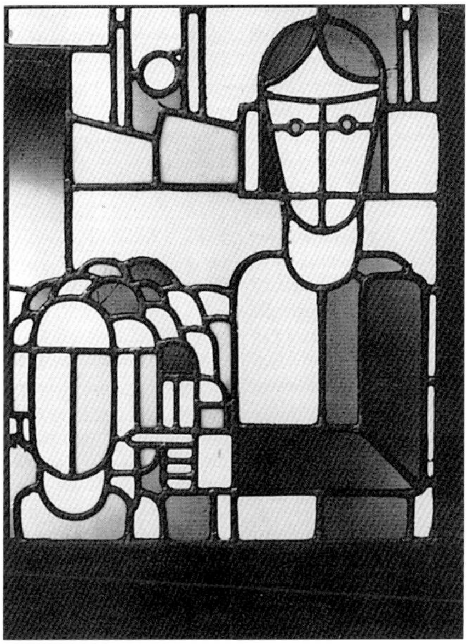

Franz Wilhelm Seiwert, Christus im Ruhrgebiet, Glasbild, vor 1925, Rheinisches Landesmuseum Bonn

kirchlichen Bereich bewirkte zudem eine Hinwendung zu dekorativer Interieurausstattung bzw. zum Ausstellungsstück.

Max Pechstein und Cesar Klein, die bedeutendsten Künstler dieser Richtung, konzipierten ihre ersten Fenster noch im traditionellen System von breiter dekorativer Umrahmung und figürlichem Bild im Bild. Die motivische Darstellung nimmt allerdings – z. B. in Pechsteins »Jahreszeiten-Zyklus« von 1913 für die Galerie Gurlitt – in der Komposition der Figuren wie in der breitflächigen Binnenzeichnung immer stärker Elemente des Expressionismus auf und bindet Motiv und Ornament wieder zu einer Einheit zusammen. Die Einfachheit und Gedrungenheit etwa bei Max Pechsteins »Madonna« oder »Caritas« (1918) – ebenfalls für Gurlitt – zeigt durchaus Verwandtschaft mit dem expressionistischen Holzschnitt,

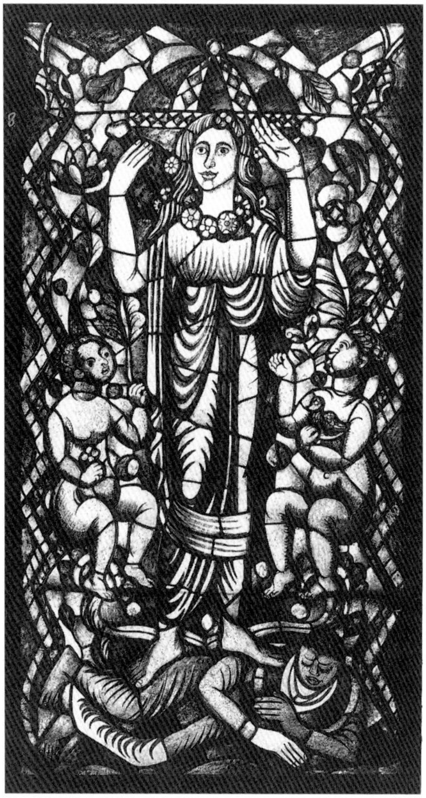

Max Pechstein, Frühling, Glasbild, 1913, Kunstgewerbemuseum, Staatliche Museen zu Berlin – Preußischer Kulturbesitz

während bei Cesar Klein mehr eine Tendenz zur eleganten, bewegten Gestaltungsweise vorliegt: Vor allem in einem bedeutenden Frühwerk, dem Foyer-Oberlicht des ehemaligen Berliner Marmorhaustheaters (1913), war eine Vorliebe für das Formenvokabular von Matisse, für das Wechselspiel und den Rhythmus konkaver und konvexer Formen bemerkbar.

Cesar Klein, der nicht dem Ruf ans Bauhaus folgte, sondern eine Lehrtätigkeit am Berliner Kunstgewerbemuseum vorzog, steigerte die expressionistische Glasmalerei im Spiegelkabinett der Wohnung Gurlitts zu schillernden Fenstern mit indirekt beleuchteten, teppichhaften Arabesken (1919, heute im Kunstgewerbemuseum). In den 20er Jahren wandte er sich schließlich einer mehr geometrischen Glasmalerei mit Einbindung figuraler Gestaltungen zu. Die freie Umsetzung des Hauptmerkmals expressionistischer Bildkunst, ihrer »Roheit«, in die Glasmalerei blieb dagegen nur auf Einzelstücke wie etwa den »Christuskopf« von Schmidt-Rottluff (1919) beschränkt. Elemente ei-

Cesar Klein, Karton für eine Glasdecke im Marmorhauskino, Berlin, 1913

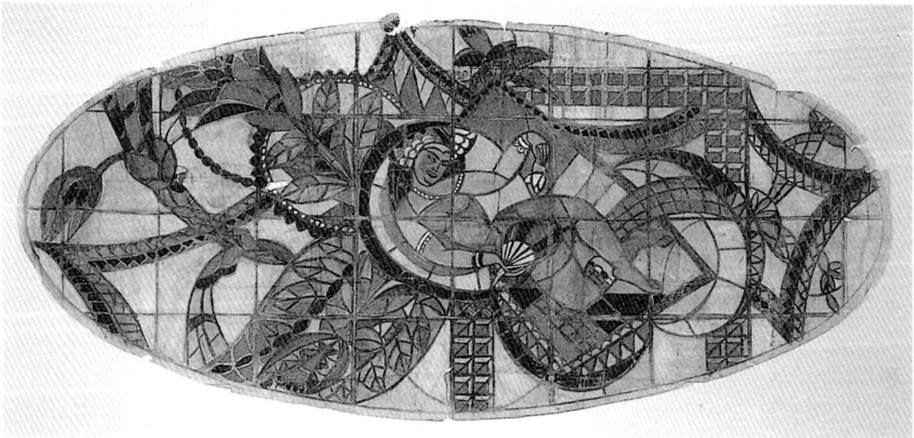

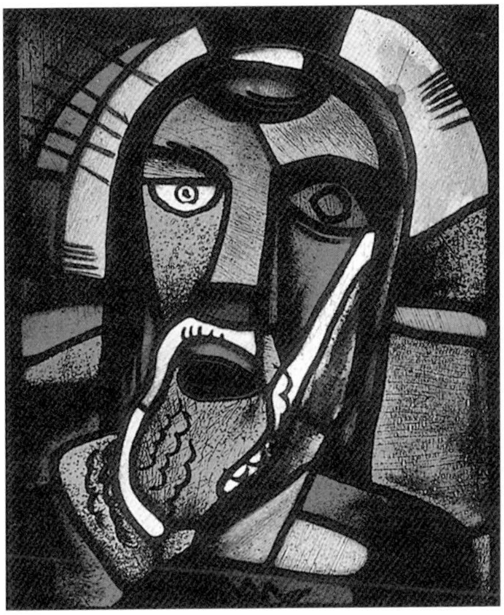

Karl Schmidt-Rottluff, Christuskopf, Glasbild, 1919, Brücke-Museum Berlin

ner lyrischen Abstraktion lassen sich in den wenigen Glasfenstern der zum »Sturm«-Kreis gehörenden Künstlerin Jacoba van Heemskerck finden.

Andererseits darf nicht verkannt werden, daß die Zeit des Expressionismus eine besondere Experimentierfreudigkeit hinsichtlich architektonischer Konzepte und künstlerischer Verwendung des Materials entwickelt hatte. Die Gestaltung großer Visionen erstreckte sich auch auf den Umgang mit dem Material Glas. Im Zusammenhang mit den Dichtungen Paul Scheerbarts entwarf Bruno Taut für die Kölner Werkbund-Ausstellung 1914 sein »Glashaus«, einen kristallartigen Baukörper, eine zeitgenössische Kathedrale aus Glas, Farbe und Licht. Die in die Wände aus Glasbausteinen eingelassenen Farbfenster stammten u. a. von Pechstein und Thorn Prikker; ein sich drehendes Kaleidoskop mit Farbkonzepten von Hölzel und Mutzenbacher zauberte kinetische Lichteffekte auf die Innenwände. Als ein Gesamtkunstwerk, welches unter einer Materialthematik Utopie, Funktion und künstlerische Gestaltung so dicht vereinen konnte, blieb das »Glashaus« ein einmaliges Dokument; leider zeigen die Entwicklungen nach dem Kriege dann wieder eine Verlagerung der Erneuerungsbewegungen in die jeweiligen Einzeldisziplinen.

Die bereits in Thorn Prikkers Werken der frühen 20er Jahre konstatierte Tendenz zur strengen Systematisierung der Gestaltungsmittel läßt sich auch im weiteren Umfeld der Berliner Novembergruppe (neben Cesar Klein auch Max Dungert, Ewald Dülberg) und am Bauhaus nachweisen – in Weimar allerdings in einer stärker experimentellen, didaktischen Verbindung von Glasarchitektur, Glasfenstern und freien Glasobjekten, z. B. im »Glasturm« (1920) von Johannes Itten, der bis 1921 das Glasatelier leitete. Unter dem Einfluß des Bauhauses entstanden letztlich nur wenige Glasmalereien im klassischen Sinne, die zudem fast alle untergegangen und schlecht dokumentiert sind: neben den Fenstern von Josef Albers z. B. auch die Glasschliffenster von Lothar Schreyer (1922–25), die zu ihrer Schlifftechnik wohl von Rudolf Steiners Goetheanum-Fenstern angeregt worden sind, oder die kleinteiligen, abstrakten Rasterfenster von Karl Peter Röhl in Frankfurt (1929).

Von Albers, der ab 1922 auch einen Werkplatz für Glas einrichten sollte, ist aus den Jahren 1921/22 nur noch eine Reihe kleiner, transluzider Glasassemblagen und Git

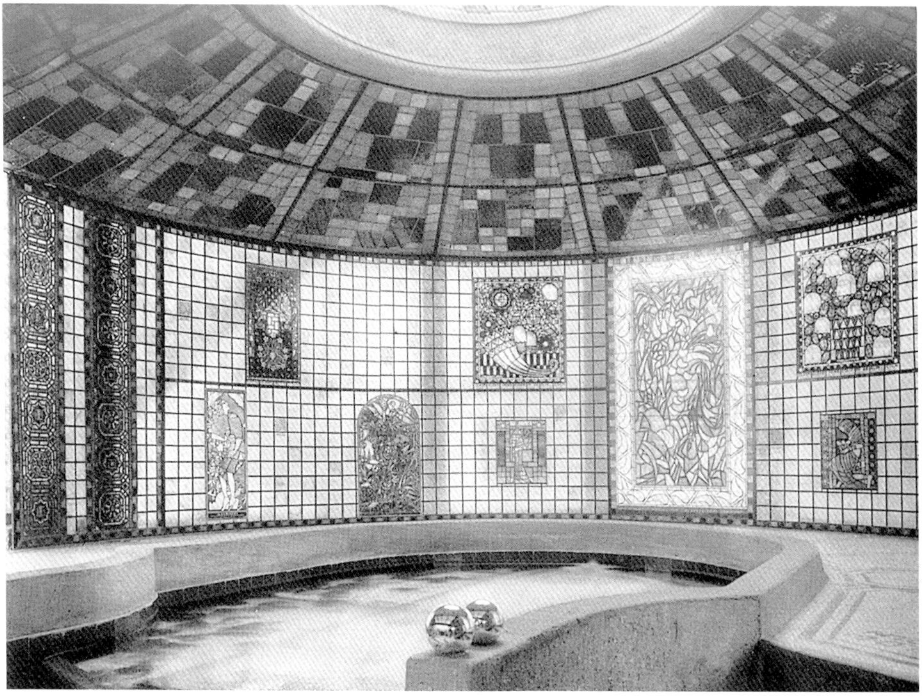

Bruno Taut, Glashaus, 1914, Innenansicht

terfenster erhalten geblieben. Sie erscheinen als Experimente, die der Wirkung verschiedenartiger Glasmaterialien und -strukturen nachspüren und sich zu matrixhaften, leuchtenden Quadraten aus Flach- und Riffelglas, Flaschenscherben oder Wappenscheibenfragmenten zusammenfügen. Mit der im Laufe der 20er Jahre erfolgten Hinwendung zu seinen lichtundurchlässigen, geometrischen Glaswandbildern löste sich Josef Albers dann fast ganz von seinen glaskünstlerischen Anfängen. So sind auch die gitterartigen, geometrisch-bewegten Fenster im Berliner Haus Sommerfeld (1923) oder die strengen Glaswände im Ullstein-Haus von 1926/27 nur charakteristische Einzelstücke ohne Nachfolge geblieben.

Es zeigen sich im Blick auf die rheinischen und die mitteldeutschen Künstler zwei von verschiedenen Ausgangspunkten her einander sich annähernde Bewegungen der Glasmalerei: Für Thorn Prikker und seine Schule galt es, sich die in der großen Ordnung der Glasfenster manifestierende Spiritualität des Mittelalters neu zu erarbeiten, für das Bauhaus war es die Aufgabe, über die Wahrnehmung des Materials und der empirisch-physikalischen Bestimmungen zu darstellbaren Grundstrukturen des Seins zu gelangen.

Einen hiervon unabhängigen, eigenständigen Weg in der Glasmalerei ging schließlich auch der Stuttgarter Maler Adolf Hölzel (1853–1934). Für die deutsche Kunst ist es (im Gegensatz zu Frankreich) eher ungewöhnlich, daß ein Künstler seine schon selbständig in Theorie und stilistischer Ausprägung entwickelte Malerei in die Glasgestaltung übertragen hat. Bei Hölzel war diese Möglichkeit durch die Anwendung seiner exakten Farbtheorie gegeben, die sich der Erforschung der reinen Farbwerte, der Kontraste und der psychologischen Ausdruckswerte gewidmet hatte. Bei den 1915/16 entworfenen Fenstern im Konferenzsaal der Bahlsen-Fabrik in Hannover konnte er diese Theorien in farbiges Glas umsetzen – allerdings nicht ohne mit neuen Hilfsmitteln wie transparenten Papieren zu experimentieren. An den alten Glasfenstern erkannte Hölzel nach seinen eigenen Worten als künstlerische Hauptwirkung die Harmonie der farbigen Werte, die durch einfache Linienthemen unterstützt werden und die in ihrer Farbenglut das Gegenständliche zunächst übersehen lassen.

Als Konsequenz dieser Einsicht gestaltete Hölzel die Fensterwand in Hannover als eine rein abstrakte Komposition in einem sich nach oben öffnenden, lichter werdenden Dreierrhythmus. Diese Dreiheit wird in den Farbwertigkeiten, den Dominanzen von Rot-Gelb-Blau, den hell strahlenden wie dunkel leuchtenden Partien und schließlich in den inneren kristallinen Form-Verdichtungen wieder zu einer Einheit zusammengebunden. »Die Phantasie des Beschauers lediglich durch Farben und Linien anzuregen und zu berauschen«, war erklärtes Ziel dieser Fenster, die 1918 installiert wurden. Adolf Hölzel schuf in den 20er Jahren noch weitere Glasfenster vor allem im Profanbereich

Josef Albers, Fenster, Haus Sommerfeld, Berlin-Dahlem, 1922

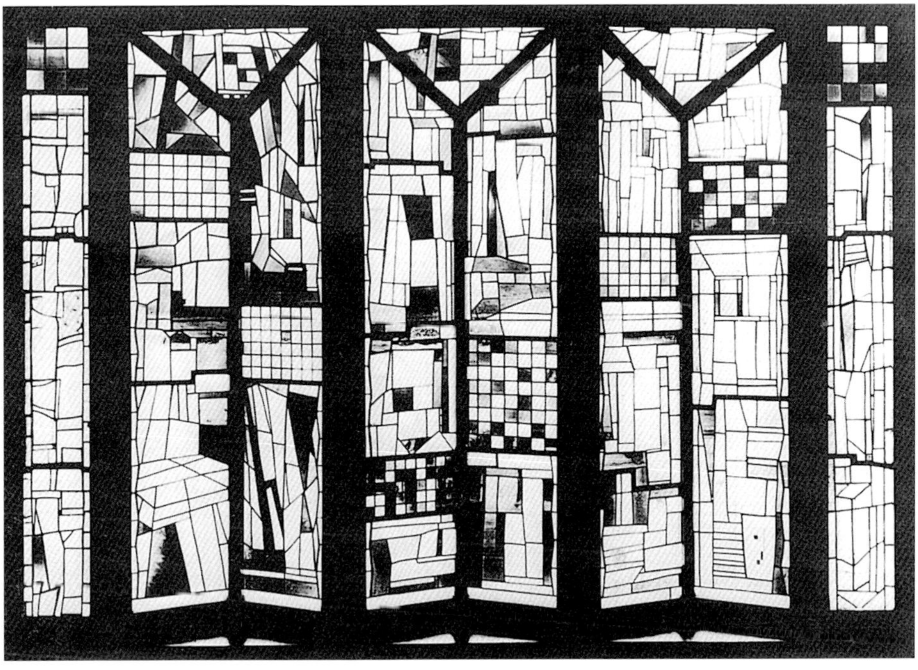

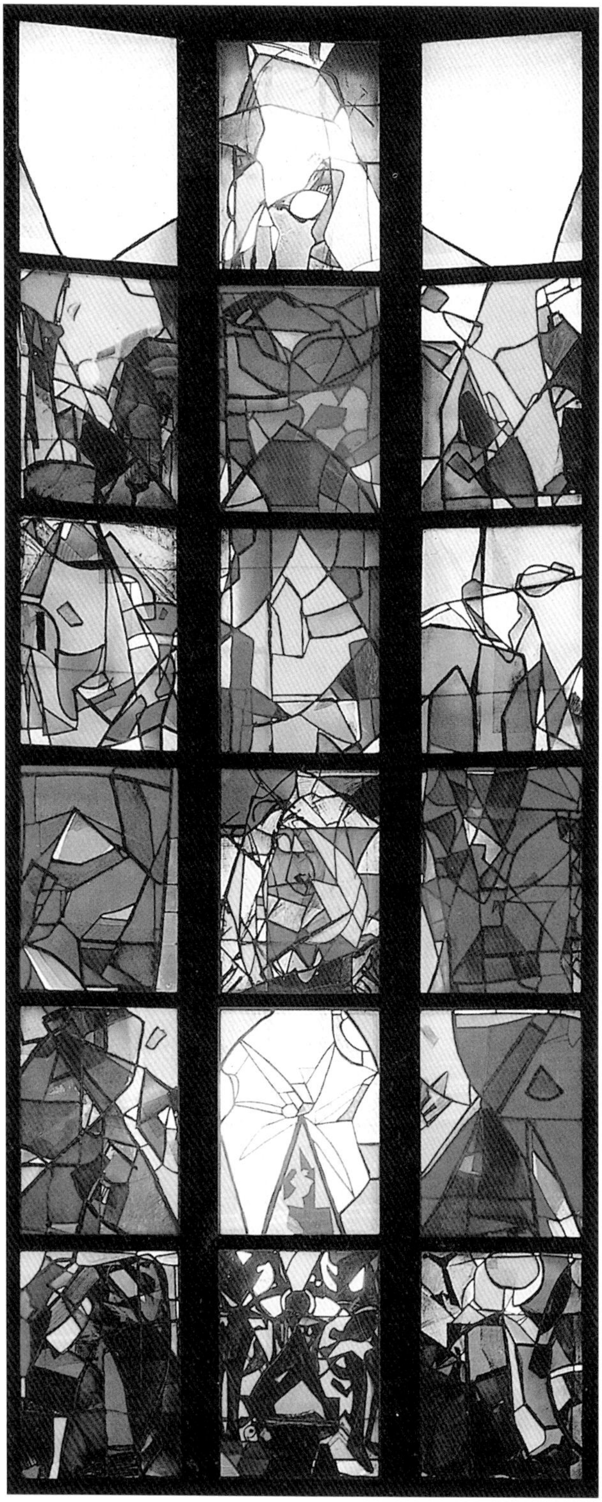

Adolf Hölzel, Fenster,
H. Bahlsens Keksfabrik,
Hannover, 1915–18

und regte, ausgehend von seiner Professur in Stuttgart (1905–1919) und seiner späteren Tätigkeit an der dortigen »Freien Kunstschule«, auch manche seiner Schüler zu Glasgestaltungen an (Franz Mutzenbacher, Ida Kerkovius, Max Ackermann).

Mit der Lehrtätigkeit von Campendonk in Düsseldorf (1926–33) und Wendling in Aachen (1927–33 und 1936–59) verbreiterte sich das stilistische Erscheinungsbild der modernen Glasmalerei. Campendonk hat der gegenständlichen Komposition durch schillernde Farbigkeit und dichte, gebündelte Kleinteiligkeit der Linienführung neue Möglichkeiten eröffnet (Kreuzigungsfenster Kloster Marienthal, 1926) und hat darüber hinaus dieses Prinzip der Verdichtung auch auf streng geometrische Fenster ausgedehnt (Sparkasse Krefeld, 1927).

Wendling bemühte sich dagegen um eine Reduzierung des Formenvokabulars auf ein klares, meist symmetrisches Konstruktionsprinzip. Im Laufe seiner Entwicklung fand er vom gegenständlichen Motiv über das Symbolthema zu einer rein abstrakten, seriellen Ornamentik: Seine Fenster für St. Fronleichnam zu Aachen, dem von Rudolf Schwarz geleiteten ersten Gesamtkunstwerk der dortigen Kunstgewerbeschule (1930), sollten nur aus strengen, rechtwinkligen Gitterformen bestehen. Im Laufe der 30er Jahre entwickelte Wendling dann seine kreis- und ringförmigen Teppich-Ornamente, die er in den Chorfenstern des Aachener Domes zu monumentaler Weite steigerte (1951). Eine alternative, radial ausgerichtete Organisierung der Formen erarbeitete er in seinen zahlreichen Rund- und Rosettenfenstern. Bis zur Auflösung der Aachener Kunstgewerbeschule (1933/34) arbeiteten neben Wendling auch Maria Katzgrau und Wilhelm Rupprecht an Entwürfen für Glasmalereien; nach 1945 kam Ludwig Schaffrath als wichtigster Schüler und Mitarbeiter zu Wendling an die Technische Hochschule Aachen.

Zwischen diesen Daten liegt jedoch die verhängnisvolle Zäsur der Zeit des Nationalsozialismus und des Zweiten Weltkrieges. Die engagierte Arbeit an den Werkkunstschulen und Akademien wurde zwangsweise beendet, die Glasfensterproduktion teilweise auch in den Dienst programmatischer Gestaltungen gestellt (Werner Peiner). In den wenigen noch vergebenen kirchlichen Aufträgen dominierte eine gemäßigte Figuration, z. B. bei den Entwürfen für den Wormser Domchor (1935–37), an denen Anton Wendling, Maria Katzgrau, Peter Hecker, Heinrich Dieckmann und Dominikus Böhm (als Ausführender) beteiligt waren. Die großen, vorbildhaften Glasfenstergestaltungen fielen schließlich vielfach dem Kriege zum Opfer. Zerstörte Kirchen und Profanbauten, eine abgebrochene Lehrtradition, kaum künstlerische Anknüpfungspunkte – auch die Glasmalerei mußte nach 1945 wieder von vorne anfangen. Allerdings fand sie aufgrund ihrer Aufgabenstellung sehr schnell den Weg in die Öffentlichkeit zurück.

Es waren zwei Großaufträge, die der modernen Glasmalerei ihre neuen gestalterischen Möglichkeiten in leuchtenden Beispielen vor Augen geführt haben: die Wiederherstellung der Aachener Chorhalle, des »gläsernen Schreins«, im Jahre 1951 durch Fenster von Anton Wendling und Walther Benner sowie das große Glasfenster von Georg Meistermann im Treppenhaus des Kölner WDR-Funkhauses (1952). Während Benner in der Aachener Apsis mittelalterliche Figurenfenster in abstrahierender Form nachschuf, entwickelte Wendling an den Chorseiten seine »Lichtteppiche« aus durchbrochenen Kreiselementen und Kreuzformen. In dem herabfließenden Licht und dem sich unendlich weiterspinnenden, nie als Gesamtheit erfahrbaren Ornament werden sie zum bildnerischen Äquivalent der Transzendenz.

Meistermanns Fenster wird im profanen Sinne zu einem Symbol der neuen Zeit. In einer dynamisch bewegten, farbenreich schillernden Komposition arbeitete der Künstler gemeinsame Strukturmerkmale von Musik und Malerei, von Rhythmus, Farb- und Tonempfindungen in kontinuierlichen Bewegungen, Schwingungen wie auch Spitzen und abrupten Brüchen heraus. Der introvertierten, meditativen, dunkel glühenden Welt der Kirchenfenster wird hier ein farbig hell aufleuchtendes, die neue Freiheit aufgreifendes, den beschwingten Rhythmus der Zeit widerspiegelndes Gegenbild entwickelt.

Georg Meistermann hatte bereits vor seiner 1953 einsetzenden Lehrtätigkeit in Frankfurt, Düsseldorf und Karlsruhe den Übergang zu neuen gestalterischen Lösungen vollzogen. Losgelöst von dem Vorbild Thorn Prikkers – wie es etwa noch in den dichten, kleinteiligen Fenstern in Solingen sichtbar war (1938) – entstehen nun freie Kompositionen, die sich sowohl als monumentale Gestaltungen mit einer großen Geste – z. B. seine »Sonnen-Spirale« in der Rudolf-Schwarz-Kirche zu Bottrop (1957) – aber auch als ganz kleine, intime Fenster für meditative Räume darstellen können: in der romanischen Feldkirche bei Neuwied (1950–72) oder in der Krypta der Mönchengladbacher Abteikirche (1986). Neben den Verglasungen in historischen Kirchenräumen – die Sepultur im Würzburger Dom (1965) oder das Dekagon in St. Gereon zu Köln (1980 ff.) – kommen jetzt als neue architektonische Bauaufgabe die großen gläsernen Wandflächen hinzu, die von der Glasmalerei Monumentalität und Konzentration zugleich fordern.

Über die stilistischen Entwicklungen hinaus fesselt bei Meistermann immer wieder die gestalterische Auseinandersetzung mit der Funktion, mit der Atmosphäre des Raumes. Der oft nüchternen, kahlen Architektur mancher modernen Kirchen antwortet er mit kräftigen, farbigen Glasfenstern und monumentalen Gesten, in stimmungsvollen Räumen erscheinen ruhige, lyrisch aufgefaßte Scheiben, in den großen Verglasungen mittelalterlicher Kirchen orientiert er sich an den leuchtenden, teppichartigen Vorbildern, um zugleich aber die strenge Ornamentalität wieder eigenwillig zu durchbrechen. Die stille Poesie z. B. der kleinen Kryptafenster in Mönchengladbach resultiert aus dem gesteigerten Kontrast großer Flächen und kleinteiliger Verdichtungen, der Reduzierung der Komposition auf wenige, bildprägende Linien, der stimmungsvollen Farbgebung, welche Primärfarben neben gebrochene Valeurs

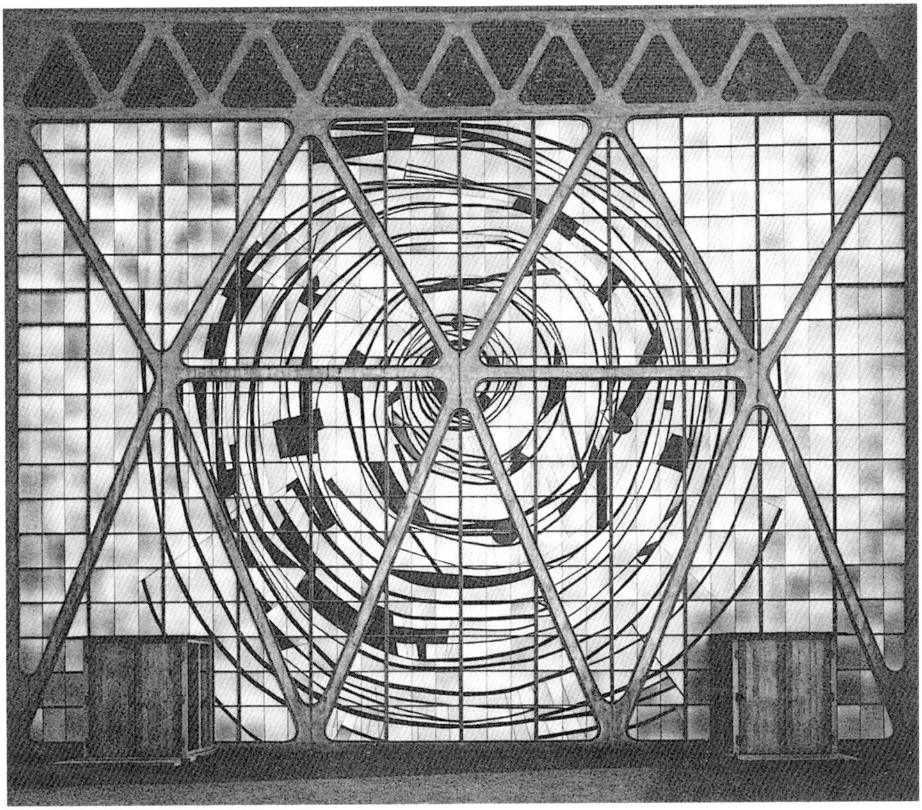

Georg Meistermann, Glaswand, Kirche Heilig Kreuz, Bottrop, 1957

setzt, wie auch der von Meistermann häufiger verwandten skizzenhaften, sich fast wieder verflüchtigenden Binnenzeichnung eines zentralen Darstellungsmotives.

Während Anton Wendling nach dem Kriege das Prinzip des wiederholbaren und abwandelbaren Ornaments weiterentwickelte, ist sein Schüler und Assistent Ludwig Schaffrath (geb. 1924 in Alsdorf) schon sehr früh neue gestalterische Wege gegangen. Die teppichhafte Flächengestaltung wird partiell durchbrochen, die Komposition wird exzentrisch angelegt, starke Formkontraste entstehen durch Polaritäten großer freier Flächen und kleinteiliger, gebündelter, oft parallel geführter Glasstreifen. Schaffraths Formensprache ist klar und tektonisch, nicht technoid, aber mit vielen Brüchen. Die Dimensionen des Tragens und Lastens, die Gewölbe und ihre Druckkräfte, die Mauern und geschichteten Steine, die Verschlüsse und Narben, die einem Bauwerk im Laufe der Zeit zugefügt worden sind – all dies verdichtet sich zu künstlerischen Bildern in Glas.

Neben der Architektur werden aber auch abstrahierte Strukturen von geologischen und morphologischen Gebilden und Erscheinungen bildwürdig – oder die auf kartographische Systeme zusammenschmelzenden Erlebnisbilder von Städten, Verkehrswegen und Landschaften (z. B. im monumentalen Bahnhofsfenster von Omiya/Japan 1982). Gegenüber der modernen Zeichensprache hat die Welt der alten Symbole und Kultformen ihre Wirksamkeit aber nicht verloren: Es erscheinen bei Schaffrath Themen wie die Rose oder das Labyrinth; die Blankverglasung des Aachener Domkreuzgangs (1962–65) stellte er dem Orte entsprechend unter das Thema »Epitaph«.

Auch wenn Schaffrath große, ruhige Fensterflächen gestaltet (z. B. in St. Anna in Düren, 1984 ff.), bleibt dem Betrachter die Möglichkeit gegeben, der Komposition innerlich nachzugehen. Das starke graphische Element seiner Fensterentwürfe erlaubt es, den Wegen der Linien nachzuspüren, ihnen durch die kleinteiligen, verdichteten Inseln zu den breiten ruhigen Feldern zu folgen, ihre Sprünge und fließenden Bewegungen zu erkennen. In der Farbgebung zeigt sich Schaffrath zurückhaltend: statt bunter Farbigkeit eine geführte Lichtwirkung, manchmal die Dominanz einer Grundfarbe (häufiger das Blau), meist aber die diffizile Auseinandersetzung mit tonigen Grau- und Weißwerten mittels opaker Scheiben oder verschiedener blanker Strukturgläser – in diese wiederum eingearbeitet die farbigen Einzelakzente oder ganz neue Glaselemente wie Prismen und Glasstäbe.

Schaffrath hat eine vielfältige Lehrtätigkeit in den USA, in Großbritannien, in Australien und in Japan sowie zuletzt an der Stuttgarter Akademie ausgeübt und in vielen Ländern Glasfenster ausgeführt. Auf diese Weise ist ein wichtiger Impuls zur Rezeption zeitgenössischer deutscher Glasmalerei in jenen Ländern gegeben worden, denen es an einer eigenen Glasmalereitradition oder an Kontinuität mangelte. Doch auch junge Glasmaler wie Raphael Seitz, Katja Ploetz oder Thomas Bischoff sind von Schaffrath ausgebildet worden.

Internationaler künstlerischer Austausch und regionalspezifische Prägungen waren die beiden Pole, zwischen denen sich die deutsche Glasmalerei seit den 50er Jahren bewegte. Im glaskünstlerisch reichen Rheinland, wo die Nachfolge Thorn Prikkers immer wirksam geblieben ist, führten Wilhelm Teuwen (1908–1967) und seine Schüler neue malerische Elemente ein. Vor dem Hintergrund eines strengen geometrischen Bildgerüstes bilden sich medaillonartig Bildfelder heraus, die mit ihrer kräftigen Far-

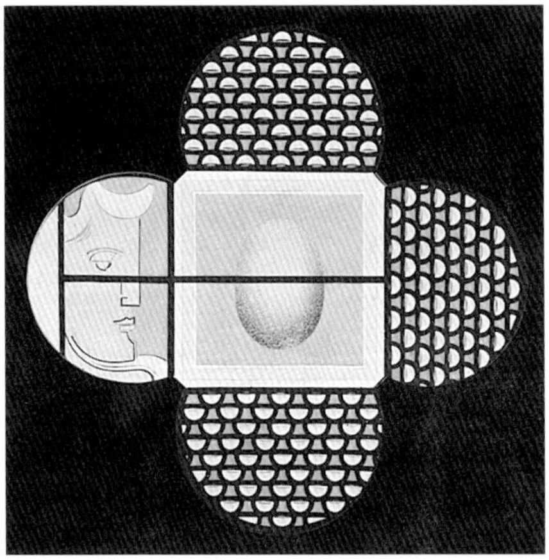

Wilhelm Teuwen, Das Ei, Mittelstück der Maßwerkrosette des Kölner Domfensters, 1967

bigkeit und ihrer intensiven, isolierten Gegenständlichkeit in einem spannungsreichen Kontrast zum Bildgrund stehen. Schüler von Teuwen waren u. a. Hubert Schaffmeister, Robert Rexhausen, Paul Weigmann, Herb Schiffer und Helmut Kaldenhoff. Weitgehend eigenständig arbeiten daneben Hans Lünenborg in Köln (1904–1990), Hubert Spierling in Krefeld (geb. 1925) und Wilhelm Buschulte in Unna (geb. 1923). Buschulte hat sich im Rahmen seines vielfältigen Œuvres auch der alten Technik des Grisaillefensters zugewandt.

Mit dem Phänomen der Häufung bekannter Glasmaler, Schulen und Werkstätten im Rheinland und in Westfalen (u. a. Vincenz Pieper, Ludwig Baur) kann lediglich die Situation im südwestdeutschen Raum verglichen werden. Auch hier waren ähnliche strukturelle Grundlagen vorzufinden: ein hoher Zerstörungsgrad der Bausubstanz, Neuanstrengungen zum Aufbau kommunaler und kultureller Institutionen und nicht zuletzt die starke Rolle der katholischen Kirche als Auftraggeber, welche sich oftmals in durchaus engagiertem Sinne über alte Dekorationstraditionen hinwegsetzen wollte. Schulen, Werkstätten und Glaskünstler in Karlsruhe (Emil Wachter), Stuttgart (Hans Gottfried von Stockhausen), Ulm (Wilhelm Geyer), Augsburg (Georg Bernhard) und München (Charles Crodel, Franz Nagel, Josef Oberberger, Hubert Distler) haben freischaffend oder im Rahmen von Lehrtätigkeiten eine Generation von jüngeren Glasmalern beeinflußt. Gleiches gilt hier auch für die Lehrtätigkeiten von Meistermann in Karlsruhe (bekannte Schüler waren Hans-Günther van Look und Diether F. Domes), Schaffrath in Stuttgart und Johannes Schreiter in Frankfurt.

Seit 1963 lehrte Johannes Schreiter an der Frankfurter Städelschule, wo eine Vielzahl bekannter Glasmaler (z. B. Karl-Martin Hartmann, Marianne Keith, Jürgen Hafner) ihre erste Ausbildung erfahren haben. Schreiters Werk erstreckt sich von den frühen Glasbetonfenstern über monochrome, abstrakt bewegte Glaswände bis hin zu jenen charakteristischen Fenstern, in denen ruhige, großflächig strukturierte Felder immer wieder durch kleinteilige, asymmetrisch und dynamisch geführte Linien, Glasbänder und Formgespinste aufgebrochen werden. Diese in die Flächen eindringenden Formen entwickeln einen eigenen ornamentalen Reiz, eine poetische Sprache und suchen zugleich mit Hilfe der Glasmalerei einen neuen stofflichen Ausdruck zu vermitteln. Ins Glas gearbeitete Bleiruten erscheinen wie kalligraphische Pinselzeichnungen, manchmal auch wie Adern und Bruchlinien, schwingend herabfallende oder sich aufwellende Glasstreifen erwecken den Eindruck wehender oder aufliegender Bänder aus transparentem Material (Limburger Dom 1977; Rathaus Ludwigshafen 1979). Mit den unausgeführt gebliebenen Glasfenstern für die ehemalige Universitätskirche in Heidelberg begann Schreiter seit 1982 eine direkt gesellschaftsbezogene Thematik in die Glasmalerei einzuführen. Im Siebdruckverfahren sollten die Formeln, Symbole und visuellen Codes unserer heutigen technischen, kulturellen und ökonomischen Welt eingearbeitet werden.

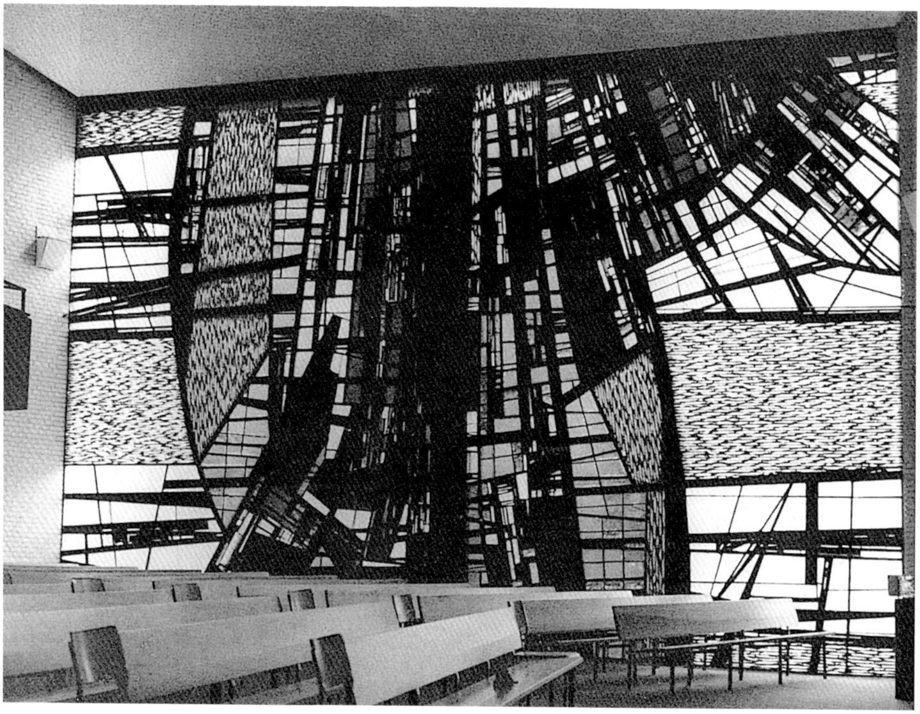

Helmut Lander, Betonglasfenster, Paul-Gerhardt-Kirche, Gelsenkirchen-Ückendorf, 1967

Das u. a. auch von Joachim Klos und Jochem Poensgen angewandte Siebdruckverfahren verweist auf die technischen Innovationen innerhalb der modernen Glasmalerei. Vorausgegangen waren die im Zuge der modernen Betonarchitektur der 60er Jahre konsequent weiterentwickelten Techniken des Dickglas- oder Betonglasfensters (u. a. bei Schaffrath, Schreiter, Buschulte, Wachter, Poensgen und Helmut Lander) sowie der Anwendung von Glasprismen (Schaffrath). Weitere experimentelle Möglichkeiten deuteten sich durch die intensive Verwendung von chemischen Glasbearbeitungen, Ätztechniken und dergleichen, aber auch durch die (bereits von Gottfried Böhm versuchte) Einarbeitung realer Gegenstände an.

Bei der stark an die Gesetzmäßigkeiten und Funktionen einer »Kunst im öffentlichen Raum« gebundenen Glasmalerei bleiben derartige Experimente allerdings auf Einzelstücke beschränkt; nach wie vor dominiert die klassische Technik des Glasmosaiks, die sich – neben den noch immer ausgeführten traditionellen Glasfenstern mit narrativen Bildmotiven – auch in der Gegenwart eine künstlerische Sprache auf der Höhe der Zeit bewahren konnte. Sie hat sogar durch die Aufnahme seriell-industrieller und minimalistischer Gestaltungsprinzipien (Jochem Poensgen, Gerhard Wind, Johannes Hewel) oder durch die Darstellung eruptiv »ausfließender« Farbflächen (Karl-Martin Hartmann, Markus Prachensky) neue bildkünstlerische Konzepte in die Glasgestaltung übertragen können.

Auffallend ist, daß in jüngster Zeit auch das in Deutschland bisher weniger verbreitete »Künstlerfenster«, d. h. die stilgerechte Übertragung von Werken der Malerei ins Glasbild, eine größere Bedeutung erhält. Vielleicht kündigen sich auch Verbindungslinien zu Architekturprinzipien der »Postmoderne« an, wenn Künstler wie Heinz Mack oder Markus Lüpertz eigene Bildtraditionen mit den kunsthandwerklichen Gesetzmäßigkeiten und dem überlieferten Formenvokabular der Glasmalerei in Einklang zu bringen suchen.

Die alte Polarisierung zwischen den »autonomen« Arbeiten der bildenden Künstler und den Werken, die scheinbar eng an die Vorgaben öffentlicher Auftraggeber bzw. die Einschränkungen durch eine technische, werkstattbedingte Ausführung gekoppelt sind, hat sich auch heute noch nicht aufgelöst. Vielleicht kann die angestrebte museale Aufarbeitung und Präsentation der Glasmalerei für die Zukunft eine Vermittlungsfunktion übernehmen zwischen den geschätzten Qualitäten einer funktionsorientierten Arbeit und dem immer noch höher angesiedelten Stellenwert der freien Kunst, zwischen dem handwerklich und raumbildnerisch perfekt ausgebildeten »Spezialisten« und dem nach Erweiterung seiner Ausdrucksmöglichkeiten suchenden Maler.

Seit den letzten Jahren sind in Deutschland auch die Arbeiten einer jüngeren Glasmaler-Generation verstärkt gefördert worden – allerdings mehr im Rahmen von Ausstellungen und Publikationen als im Bereich repräsentativer Aufträge und Wettbewerbe. Diese Maßnahmen sind um so wichtiger, als erst durch die Förderung des künstlerischen Nachwuchses jene hohe, aus der historischen Entwicklung erlangte nationale Bedeutung der Glasmalerei auch weiterhin bewahrt werden kann. Um innerhalb der europäischen und internationalen Bestrebungen der Glasmalerei eine wohl nur mit Frankreich vergleichbare vorbildhafte Rolle zu spielen, sind die wesentlichen Kriterien für eine qualitätvolle Glasfensterkunst immer wieder vor Augen zu führen: zunächst eine hervorragende Schultradition, damit verbunden der Anspruch an eine besondere Werkgerechtigkeit, dann eine permanente künstlerische Erneuerung, welche sowohl die Arbeiten junger Glasmaler als auch die sogenannten Künstlerfenster zu fördern hat, schließlich die öffentliche Auseinandersetzung und die wissenschaftliche Erforschung der Disziplin selbst – Aufgaben, die letztlich nur im Rahmen eines musealen Zentrums zu bewerkstelligen sind.

Lichtblicke
Anmerkungen zur Konzeption der Ausstellung

Suzanne Beeh-Lustenberger,
Justinus Maria Calleen,
Thomas Heyden

Die Ausstellung »Lichtblicke« zeigt, welch hohes künstlerisches Potential in der Glasmalerei des 20. Jahrhunderts in Deutschland steckt. Sie stellt deren Entwicklung vor, veranschaulicht, wie groß die Spanne ihrer Ausdrucksmittel ist, und belegt, wie sich ihre Inhalte – den Ansprüchen der Gesellschaft entsprechend – ändern. Ein weiteres Ziel ist es, herauszustellen, wie sehr Glasmalereiwerke als »gestaltetes Licht« auf Mensch und Raum einwirken.

Die Glasmalerei kann Kunst für die Kirche sein, ist aber entgegen einer heute weitverbreiteten Meinung mit »Kirchenkunst« nicht umschrieben. Wenn auch nicht in demselben Maße hat sie auch im Profanbereich immer wieder wichtige Aufgaben übernommen. Inwieweit sich dabei die kirchlichen Werke von den profanen unterscheiden, hängt von den Vorstellungen der kirchlichen Auftraggeber, der Kunstauffassung der Zeit und vom einzelnen Künstler ab.

Die Ausstellung wendet sich deshalb an ein breites Publikum, damit es den künstlerisch gestalteten Fenstern in seiner Umgebung mehr Aufmerksamkeit schenkt und sich zu ihrer Pflege und ihrem Schutz einsetzt. Merkwürdigerweise erreicht in Deutschland noch keine zeitgenössische Verglasung einen vergleichbaren Popularitätsgrad wie diejenige von Marc Chagall im Mainzer Dom.

Ferner will die Ausstellung die Architekten ansprechen. Die Glasmalerei mit ihren vielfältigen Möglichkeiten kann bei Bauprojekten ein willkommener Partner sein. Deshalb gilt es, exemplarisch an das bisher gemeinsam Erreichte zu erinnern und zukünftige Möglichkeiten auch in neuen Techniken aufzuzeigen. Hier erwächst der Glasmalerei oder »Glasbildkunst«, wie man sie in der klassischen Moderne nannte, Konkurrenz durch das zumeist dekorativ gehaltene und auf Vervielfältigung berechnete Glasdesign. Die Trennlinie zur Glasmalerei ist allerdings ebenso unscharf wie diejenige zwischen Glasmalerei und Kunstgewerbe – ein Thema, das im frühen 20. Jahrhundert große Diskussionen auslöste und auch heute noch Brisanz enthält. In der Ausstellung ist bewußt weder das eine noch das andere Extrem angesprochen.

Das künstlerisch gestaltete Fenster bzw. die Glaswand steht am Ende eines handwerklich technischen Prozesses, der zwar seine eigenen Gesetze hat, aber auch immer wieder Anstöße von außen benötigt. Um mehr Kreativität in der Glasmalerei zu erreichen und sie vom sogenannten Kunstgewerbe zu distanzieren, setzte in der Zeit des Expressionismus von der Seite des Handwerks eine Bewegung ein, die dafür eintrat, bedeutende freie Künstler für Entwürfe heranzuziehen. Zwischen Entwerfer und Ausführenden sollte eine klare Trennung bestehen, ein Prinzip, das zu einer wichtigen Grundlage der Glasmalerei der Gegenwart wurde.

Dabei bleibt es den Künstlern heute weitgehend selbst überlassen, inwieweit sie sich an der Umsetzung ihres Projekts beteiligen wollen. Viele sind bestrebt, die Einwirkung auf ihr Konzept durch andere Hände soweit wie möglich zu reduzieren, andere wiederum rechnen von vornherein damit. Auf jeden Fall handelt es sich bei der Ausführung nicht um einen einfachen Übertragungsvorgang, denn immer wieder sind künstlerische Entscheidungen zu treffen.

Die Form der Zusammenarbeit, wie sie sich zwischen Künstlern und Werkstätten in Deutschland herausgebildet hat, ist eine Besonderheit. Dabei sind die Werkstätten, deren Gründung teilweise ins 19. Jahrhundert zurückgeht, naturgemäß an einer lebendigen Vielfalt der Werke interessiert. Deshalb versuchen sie immer wieder auch junge Künstler für die Arbeit mit Glas zu gewinnen. Neben der Bereitschaft, Experimente zu fördern, leisten sie unter anderem eine wichtige Aufklärungsarbeit im Dialog mit Architekten und Bauämtern. Häufig stehen sie bei der Frage nach den zu beauftragenden Künstlern beratend zur Seite. Diese arbeiten mitunter gleichzeitig mit mehreren Werkstätten zusammen. Bei der Entscheidung für die eine oder andere Werkstatt spielt neben Kostenberechnungen und technischen Möglichkeiten auch deren geographische Lage im Verhältnis zum Auftragsort oder dem Wohnort des Künstlers eine Rolle. Dadurch verwischen sich bisweilen die Trennungslinien zwischen den einzelnen Werkstätten. Dennoch hat jede Firma ihre Besonderheiten und entwickelt ihr eigenes Profil.

Ein Ergebnis der Zusammenarbeit zwischen Künstler und Werkstatt abseits der Architekturaufgaben stellt das sogenannte Ausstellungsstück dar. Da das Fenster bzw. die Glaswand als Lichtquelle elementar in den Bauorganismus einbezogen ist, läßt sich die künstlerische Gestaltung nur vor Ort würdigen und beurteilen. Das Ausstellungsstück dagegen ist in sich abgeschlossen und weist häufig in mehr oder weniger bildhafter Verdichtung Ideen aus der Monumentalglasmalerei auf, die hier erprobt oder weitergeführt werden. Meist für Nahsicht bestimmt sind die freien, sogenannten autonomen Glasbilder, die selten auf eine bestimmte Architektur ausgerichtet sind. Sie finden als mobile Kunstwerke auch in den Kunstmarkt Eingang. Sie werden oft vom Künstler selbst, eventuell im eigenen Atelier, ausgeführt und erlauben ihm bei der Bearbeitung eine intensive Zwiesprache mit dem Material. Nach einer Blüte in der Jugendstilzeit haben sie seit den 60er Jahren wieder große Befürworter gefunden und sind, allerdings nicht unwidersprochen, zu einem lebendigen Zweig in der Glasmalerei geworden.

Die Ausstellung berücksichtigt alle drei Sparten. Aus dem Bereich der Monumentalglasmalerei kommen zum einen Werke, die zur Zeit ausgebaut sind, wobei nach Möglichkeit darauf geachtet wurde, trotz ihrer Größe die ganze Komposition – nicht nur einzelne Felder – zu zeigen. Zum anderen handelt es sich um Arbeiten, von denen in den Werkstätten eine Zweitausführung verfügbar war. Dazu kommen noch einzelne Probescheiben.

Als glücklicher Sonderfall ist das Musik-Fenster von Johannes Schreiter für die Heilig-Geist-Kirche in Heidelberg zu erwähnen, dessen Entwurf schon vierzehn Jahre zurückliegt und das erst für diese Ausstellung ausgeführt wurde.

Um ihre Strahlkraft zu entwickeln, verlangen architekturbezogene Arbeiten viel Platz. Da für die Ausstellung nur ein beschränkter Raum zur Verfügung steht, mußte die Liste der Künstler leider streng begrenzt werden, zumal es oftmals ratsam erschien, aus einem über Jahrzehnte gewachsenen Œuvre mehr als nur eine Arbeit vorzustellen. Die drei Ausstellungskuratoren konnten sich hierbei auf eine mittlerweile beachtlich angewachsene Literatur zur Glasmalerei im 20. Jahrhundert stützen. Dabei waren sie bei ihrer Auswahl bemüht, möglichst viele Werkstätten zu berücksichtigen. Adam C. Oellers würdigt in seinem Katalogbeitrag noch weitere Künstler und weitet das in der Ausstellung gebotene Spektrum zu einem Panorama. Überdies werden 1997 gleich vier rheinische Glasgestalter durch Sonderausstellungen geehrt (Heinrich Campendonk, Josef Strater, Walther Benner, Wilhelm Teuwen). Das in Linnich unter dem Titel »Lichtblicke« vorgestellte Bild läßt sich dadurch gut vergrößern.

Die Ausstellung beginnt mit den beiden Neuansätzen, die der deutschen Glasmalerei die entscheidenden Impulse verliehen und sie für die Moderne öffneten. Zwei Künstler sind es, die für diesen Umbruch stehen: Melchior Lechter und Johan Thorn Prikker. Der eine, ein Vertreter des Symbolismus in der Zeit des Jugendstils, vermochte mit neuen Bildthemen und tief leuchtenden Farben von mystischer Luzidität der Glaskunst vorübergehend eine ganz neue Bewunderung zu sichern. Der andere, ein gebürtiger Holländer, der sich leidenschaftlich der Monumentalkunst verschrieben hatte, wuchs aus symbolistischen Anfängen in den Expressionismus hinein und ließ sich in den 20er Jahren auch von der De-Stijl-Bewegung und vom Konstruktivismus des Bauhauses anregen. Dank seiner intensiven Lehrtätigkeit wurde Thorn Prikker zum eigentlichen Promotor der modernen Glasmalerei. Seine unmittelbare Schule, die dem Rheinland lange Zeit eine Vorbildfunktion in der Fenstergestaltung sicherte, ist durch Heinrich Campendonk und Anton Wendling vertreten. Als kreative Gegenpositionen können eine Arbeit von Adolf Hölzel in Stuttgart und ein sandgestrahltes Glasbild von Josef Albers, das am Bauhaus in Dessau entstand, aufgefaßt werden.

Die Avantgarde der klassischen Moderne sah in der Glasmalerei die Möglichkeit, durch Licht, Farbe und Glas in Abkehrung vom Naturvorbild vornehmlich geistigen Inhalten Ausdruck zu geben. Auf dieser Grundlage baute sich auch das Verständnis der Glaskunst nach dem Zweiten Weltkrieg auf, der in der Ausstellung ein vorrangiger Platz eingeräumt wird. Zunächst ist da die Gruppe der vorwiegend im Rheinland tätigen Künstler zu nennen, die durch ihre spezifisch architekturorientierten, konstruktiven Lösungen lange Zeit maßgebend waren und der deutschen Glasmalerei ein hohes internationales Renommee verschafften. Bei einer Ausstellung in Swansea, Wales, wurden 1980 die »magnificent seven« klar hervorgehoben: Georg Meistermann als Initiator der Bewegung, Ludwig Schaffrath und Johannes Schreiter als Schöpfer eines bestimmten Grundvokabulars sowie Wilhelm Buschulte, Joachim Klos, Jochem Poensgen und Hubert Spierling. Auch Anton Wendling, der Lehrer Ludwig Schaffraths, sowie Heinrich Campendonk spielen als »Erben« Thorn Prikkers weiterhin eine wichtige Rolle. In diesem Zusammenhang ist ferner auf Wilhelm Teuwen, den Schüler Campendonks, hinzuweisen, über dessen Schaffen eine Ausstellung in Viersen (Dezember 1997 bis Februar 1998, Schloss Neersen) informieren wird.

Die Entwicklung im Rheinland wurde in Süddeutschland einerseits anerkannt, andererseits aber doch mit Vorbehalt betrachtet, da man hier mehr der figuralen Tradition anhing und eine »wärmere« Art der Glasmalerei bevorzugte. Sie hat das Gesamtbild aber weniger beeinflußt als die rheinische, weshalb sie in der Ausstellung nicht so breit, aber dennoch gewichtig vertreten ist. Da ist Hans Gottfried von Stockhausen, der dem Umgang mit Glas und dem erzählenden Bild im Fenster eine neue Note zu geben verstand, und da ist Emil Wachter, der eine große Zahl von Kirchenräumen mit einem Netz von biblischen Darstellungen umspann. Zu ihnen gesellen sich zwei Künstler der jüngeren Generation: Florian Lechner aus Nußdorf in Bayern, der sich schon früh von der Bleiverglasung lossagte und sowohl zwei- als auch dreidimensional am Ofen für die Architektur arbeitet, und Diether F. Domes aus Langenargen am Bodensee, ein Schüler von Georg Meistermann, der für sich, sehr erfolgreich, das Reich der Linie entdeckte.

Den großen deutschen Glasgestaltern wurde oft vorgeworfen, daß sie zwar im Ausland lehrten, aber sich im eigenen Land wenig um die Nachfolge sorgten. Dem steht heute eine beachtliche Zahl von Künstlern entgegen, die bei Schreiter in Frankfurt sowie bei Stockhausen und Schaffrath in Stuttgart studiert haben. Manche haben bereits ein beeindruckendes Glasmalerei-Œuvre geschaffen, drei von ihnen auch selbst ein Lehramt übernommen. Die Ausstellung wird dieser Tatsache gerecht, indem sie Arbeiten der Schreiter-Schüler Jürgen Reipka und Karl-Martin Hartmann, der Stockhausen-Schüler Johannes Hewel und Ursula Huth sowie der Schaffrath-Schüler Thierry Boissel, Bernhard Huber und Raphael Seitz (der zuvor auch schon bei Stockhausen studiert hatte) präsentiert.

Hinzu kommen Fensterausschnitte von Christine Triebsch, die ihrem Lehrer Rüdiger Reinel 1991 in der Leitung des Fachbereichs »Glasgestaltung« an der Hochschule für Industrielle Formgestaltung in Halle, Burg Giebichenstein, nachfolgte. Zusammen mit einem Probefeld von Karl-Heinz Traut, dem langjährigen Mitarbeiter von Johannes Schreiter in den Werkstätten W. Derix in Taunusstein, und einem mehrteiligen Feld der von Ursula Huth angeregten Renate Groß aus Germering bei München zeugen die Werke für ein lebendiges Interesse an Glas, Licht und Farbe. Sie zeigen, daß die Glasmalerei in Deutschland nicht auf dem einmal Erreichten stehen bleibt, sondern daß sie weiter – wie in anderen Ländern – nach neuen Wegen und Ansätzen sucht. Manche der bisher mehrheitlich vertretenen Positionen werden neu durchdacht, was (noch) nicht überall Akzeptanz findet. Dabei kommen am Ende unseres Jahrhunderts hinsichtlich der Erscheinungsform der Fenster auch Gedanken wieder auf, die schon im 19. Jahrhundert diskutiert wurden.

Viele, die mit Glas arbeiten, betätigen sich ebenso als Maler, Graphiker, Zeichner und Bildhauer. Dennoch läßt der Wunsch nach dem »völlig Neuen« Auftraggeber und Werkstätten immer wieder Verbindungen mit der freien Kunst suchen. In Deutschland war dies im Expressionismus der Fall, in Frankreich unmittelbar nach dem Zweiten Weltkrieg, und auch heute äußert sich dort diese Tendenz wieder in interessanten Werken. In Deutschland sind solche »Maler«-Fenster gegenwärtig noch recht selten, in der Ausstellung aber eindrucksvoll vertreten durch je eine Arbeit von Markus Lüpertz, Heinz Mack und Jürgen Reipka.

Seit einigen Jahren besteht in Deutschland die »Stiftung Forschungsstelle Glasmalerei des 20. Jahrhunderts«, die systematisch Materialien zu diesem Gebiet sammelt. Sie verfügt über eine Fachbibliothek sowie ein Photoarchiv und fördert in Zusammenarbeit mit Universitäten die wissenschaftliche Bearbeitung von Künstlern mit großem glasmalerischen Werk. Ein Forum aber, wo, wie etwa in Frankreich, neue Projekte vorgestellt und diskutiert werden können, fehlt. Es ist deshalb zu hoffen, daß das Deutsche Glasmalerei-Museum Linnich diese Aufgabe übernimmt. In kleineren oder größeren Ausstellungen können dort in Zukunft einzelne Künstler und Werkstätten aus dem In- und Ausland vorgestellt, besondere Techniken oder auch restauratorische Fragen behandelt werden.

Von seiten der Ausstellungsmacher ist der Anfang getan. Jetzt kommt es darauf an, die Kräfte und Ideen für die Zukunft der deutschen Glasmalerei zu bündeln, um ihr zu neuen Impulsen zu verhelfen. Für dieses Ziel ist es wünschenswert, daß die Künstler, Kunstvermittler und Werkstätten mehr denn je zusammenfinden.

Katalog

Anmerkungen zum Katalog

Ist die Werkstatt gleichzeitig Leihgeber, so entfällt in der Regel eine zweite Nennung in der Zeile der Leihgeber.
Die Reihenfolge der Künstler und Künstlerinnen ergibt sich aus der Datierung ihrer jeweils frühesten Exponate. Wenn diese aus demselben Jahr stammen, entscheidet das Geburtsjahr der Künstler und Künstlerinnen über die Abfolge.

Melchior Lechter

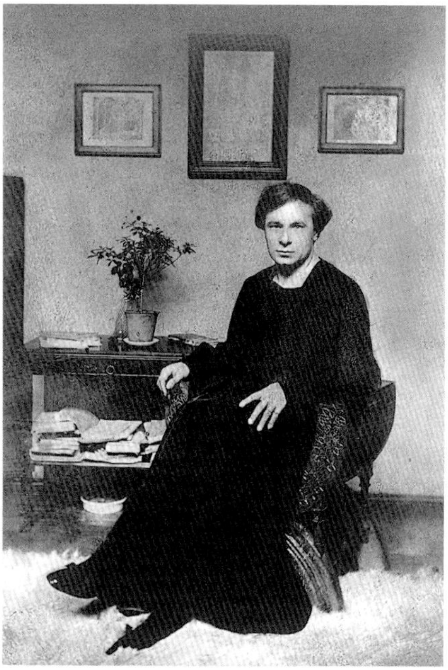

1865 in Münster geboren
1879 Beginn einer Glasmalerei-Lehre in der Werkstatt Anton und Viktor von der Forst, Münster
1883 Übersiedlung nach Berlin
1884 Eintritt in die Malklasse der Berliner Akademie
1895 Gestaltung des Berliner Wohnateliers als Gesamtkunstwerk; Freundschaft mit Stefan George, dessen Bücher Lechter bis 1907 ausstattet
1896–97 Entwürfe für Glasfenster in der St. Simeon-Kirche, im Romanischen Haus und im Warenhaus Wertheim, Berlin
1898–1903 Ausstattung des Pallenberg-Saals im Kölner Kunstgewerbemuseum
1907–09 Glasfenster-Triptychon »Lumen de lumine« für das Landesmuseum Münster
1909 Gründung der »Einhorn-Presse«
1910/11 Reise nach Indien
1937 in Raron, Kanton Wallis, gestorben

Lit.: *Melchior Lechter. Gedächtnisausstellung zur hundertsten Wiederkehr seines Geburtstages*, Ausstellungskatalog, Westfälischer Kunstverein Münster, 17.10.–14.11.1965; Jürgen Wissmann, *Melchior Lechter*, Recklinghausen 1966 (= Monographien zur rheinisch-westfälischen Kunst der Gegenwart, Bd. 19); Annegret Müller, *Melchior Lechter (1865–1937). Leben und malerisches Werk*, Dissertation, Bochum 1981; Westfälisches Landesmuseum für Kunst und Kulturgeschichte Münster, *Melchior Lechter. Entwurf für drei Glasfenster »Lumen de lumine«*, Münster 1983 (= Das Kunstwerk des Monats, Juli 1983); Ulrike Looft-Gaude, *Glasmalerei um 1900. Musivische Verglasungen im deutschsprachigen Raum zwischen 1895 und 1918*, München 1987 (= Beiträge zur Kunstwissenschaft, Bd. 14); *Melchior Lechter 1865–1937. Buchkunst – Malerei – Dekor*, Begleitheft zur Ausstellung, Westfälisches Landesmuseum für Kunst und Kulturgeschichte Münster, 6.3.–1.5.1988

1 Melchior Lechter

Tristan und Isolde, Atelier Lechter, Berlin, 1896
180 x 90 cm (vierteilig)
Bleiverglasung, Echt-Antik- und Überfanggläser, geätzt, Schwarzlot- und Silbergelbmalerei
Westfälisches Landesmuseum für Kunst und Kulturgeschichte Münster

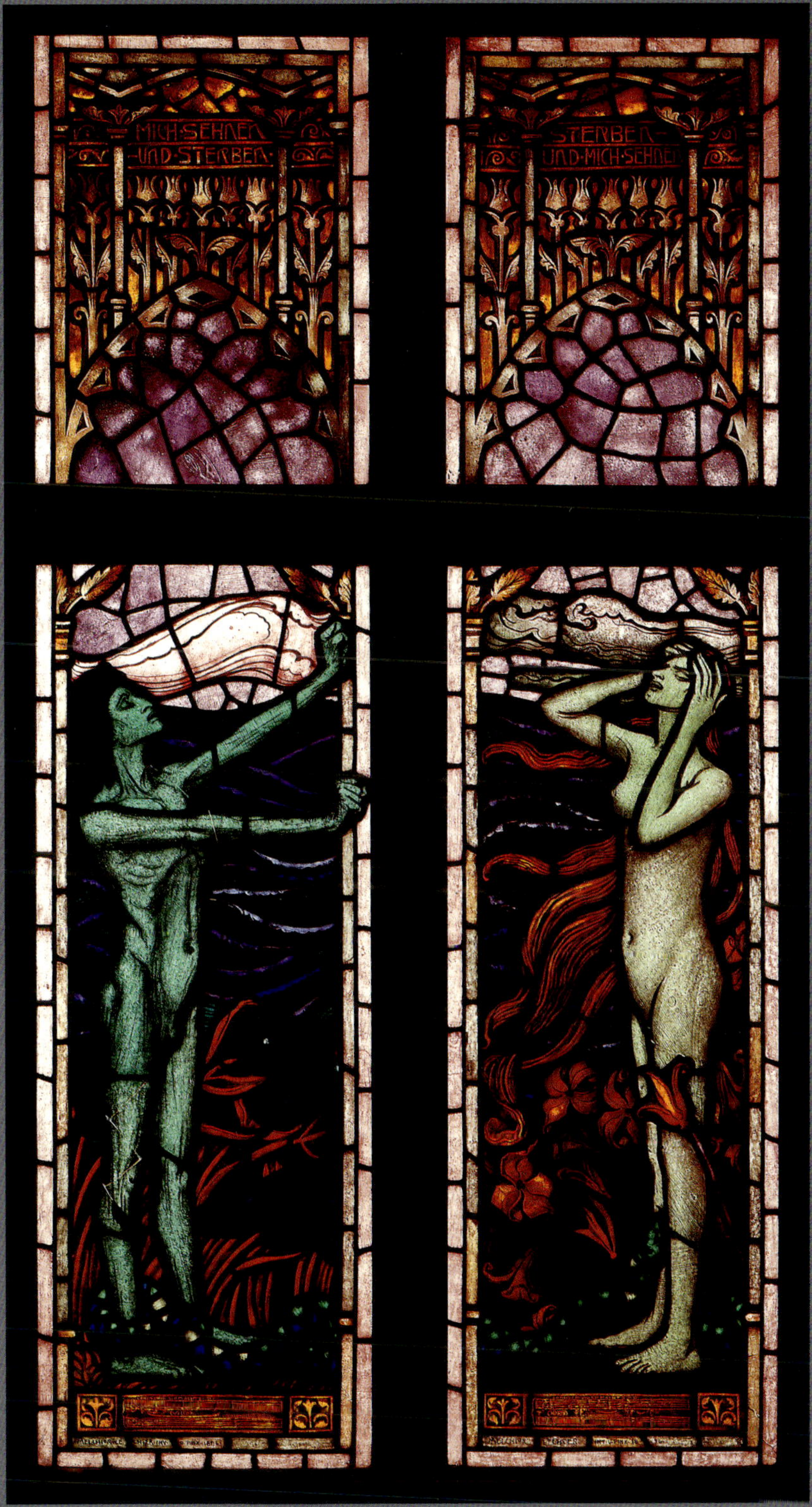
MICH·SEHNEN
UND·STERBEN
STERBEN
UND·MICH·SEHNEN

2 Melchior Lechter

Ars cölestina, Westfälisches Landesmuseum Münster, 1907–09
(Linkes Fenster des Glasgemälde-Triptychons »Lumen de lumine«
im »Pariser Treppenhaus«)
268 x 178 cm (vierteilig)
Bleiverglasung, Echt-Antik- und Überfanggläser, geätzt, Schwarzlot- und Silbergelbmalerei
Westfälisches Landesmuseum
für Kunst und Kulturgeschichte
Münster

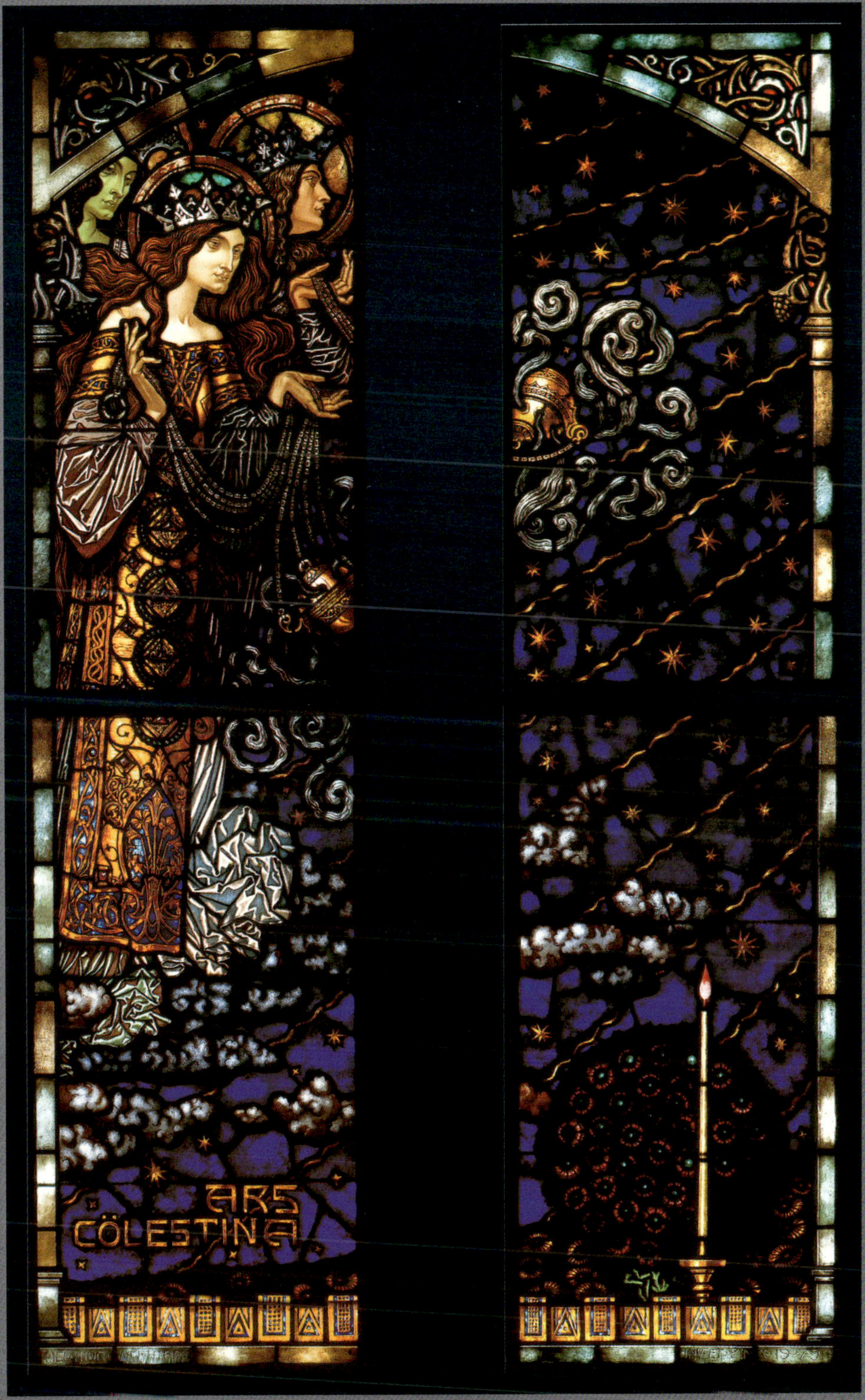
ARS
CÖLESTINA

Johan Thorn Prikker

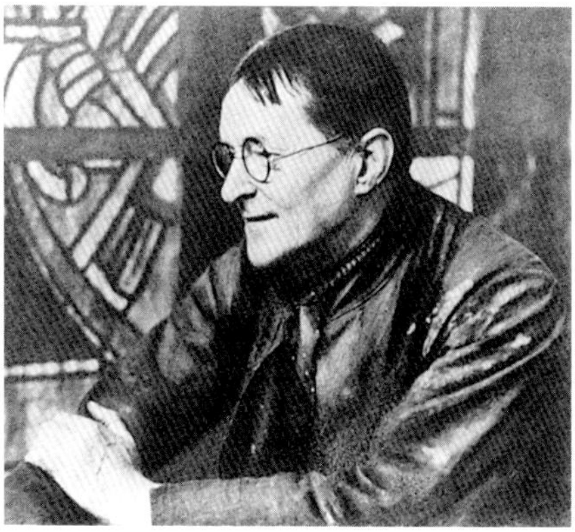

1868 in Den Haag geboren
1881–87 Studium an der Akademie van Beeldende Kunsten, Den Haag
1895 Teilnahme am Salon de l'Art Nouveau, Paris
1898–1900 künstlerischer Leiter des Kunsthandels Arts and Crafts, Den Haag
1902–03 künstlerischer Leiter des Einrichtungshauses Binnenhuis Die Haghe, Den Haag
1904 Übersiedlung nach Krefeld; Lehrer an der Kunstgewerbeschule Krefeld
1910 Übersiedlung nach Hagen
1911 erstes Glasgemälde im Bahnhof von Hagen
1913 Lehrer an der Essener Handwerker- und Kunstgewerbeschule
1920 Übersiedlung nach Überlingen am Bodensee; Leiter der Klasse für Glasmalerei an der Kunstgewerbeschule München
1923 Lehrer an der Düsseldorfer Kunstakademie; eigene Werkstatt für Glasmalerei
1926 Leiter der Klasse für Mosaik, Glasmalerei und Wandbild an der Kölner Werkschule
1932 in Köln gestorben

Lit.: August Hoff, *Johan Thorn Prikker*, Recklinghausen 1958 (= Monographien zur rheinisch-westfälischen Kunst der Gegenwart, Bd. 12); Paul Wember, *Johan Thorn Prikker. Glasfenster, Wandbilder, Ornamente 1891–1932*, Kaiser Wilhelm Museum Krefeld, Krefeld 1966 (= Bestandskatalog Nr. 6); *Johan Thorn Prikker. Schritte nach draußen. Werke bis 1910*, Ausstellungskatalog, Kaiser Wilhelm Museum Krefeld, 19.9.–28.11.1982; Johanna Luise Wex, *Johan Thorn Prikker. Abstraktion und Konkretion in freier und angewandter Kunst*, Dissertation, Bochum 1984; Sabine Röder, *Anfänge: Thorn Prikker und die Kunstgewerbeschule Krefeld*, in: *Heinrich Campendonk. Ein Maler des Blauen Reiter*, Ausstellungskatalog, Kaiser Wilhelm Museum Krefeld, 24.9.– 26.11.1989, Städtische Galerie im Lenbachhaus München, 13.12.1989–14.2.1990, S. 41–54; Gabriele Struck, *Jan Thorn Prikker*, in: *Wände aus farbigem Glas. Das Archiv der Vereinigten Werkstätten für Mosaik und Glasmalerei Puhl & Wagner, Gottfried Heinersdorff*, Ausstellungskatalog, Berlinische Galerie, 8.12.1989-21.1.1990 (= gegenwart museum, Bd. 9), S. 55–71

3 Johan Thorn Prikker

Christuskopf – Ecce homo (sic deus dilexit mundum), 1913
166,5 x 80 cm
Bleiverglasung, Folientechnik mit Zinn, Echt-Antikgläser, Glasbrocken, Schwarzlotmalerei, überzogen und gewischt
Krefelder Kunstmuseen, Kaiser Wilhelm Museum

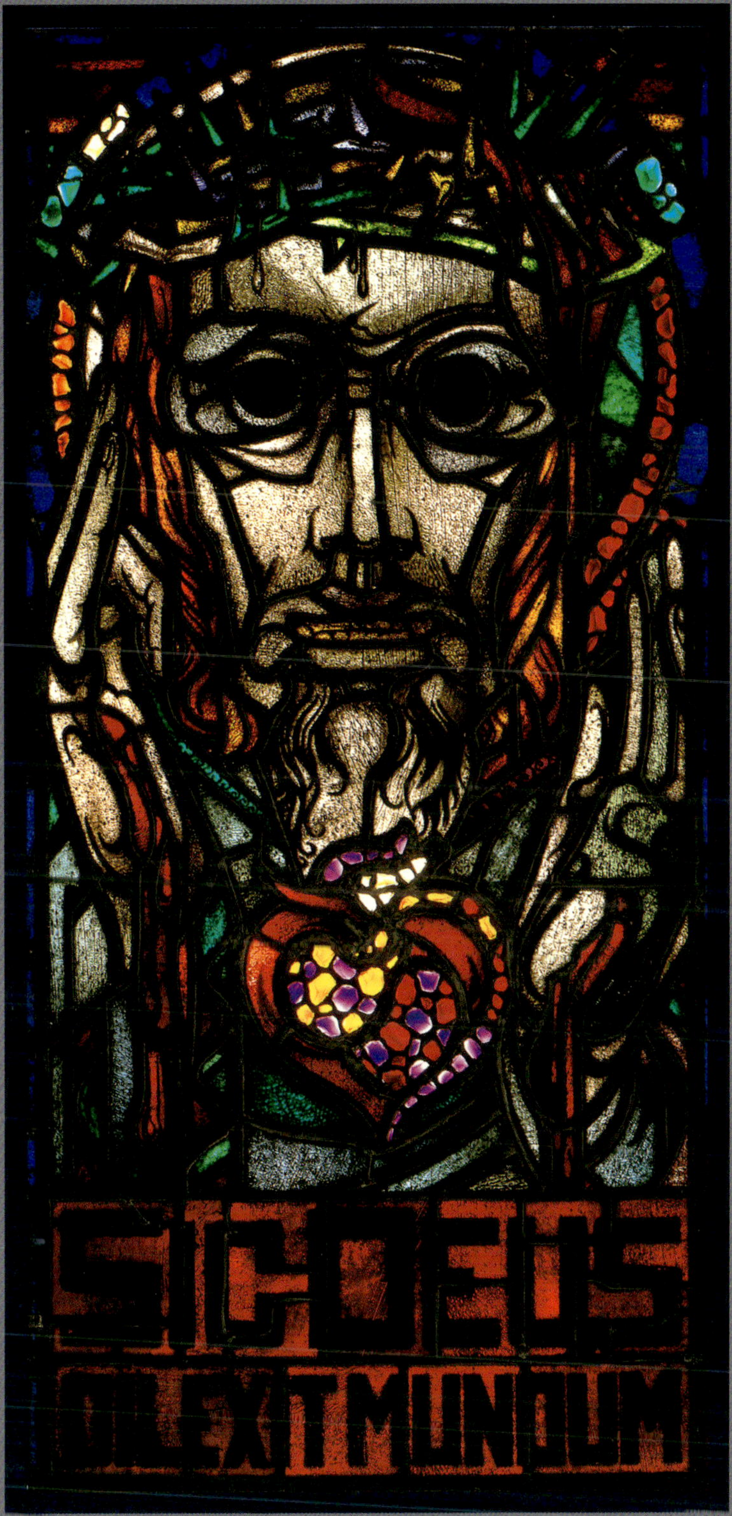
SIC DEUS
DILEXIT MUNDUM

4 Johan Thorn Prikker

Essener Fenster, um 1925
Zweitausführung, 1965
261 x 72 cm (dreiteilig)
Bleiverglasung, Echt-Antik- und Opalgläser, Schwarzlot- und Silbergelbmalerei, überzogen und gewischt
Hein Derix KG Kevelaer
Krefelder Kunstmuseen, Kaiser Wilhelm Museum

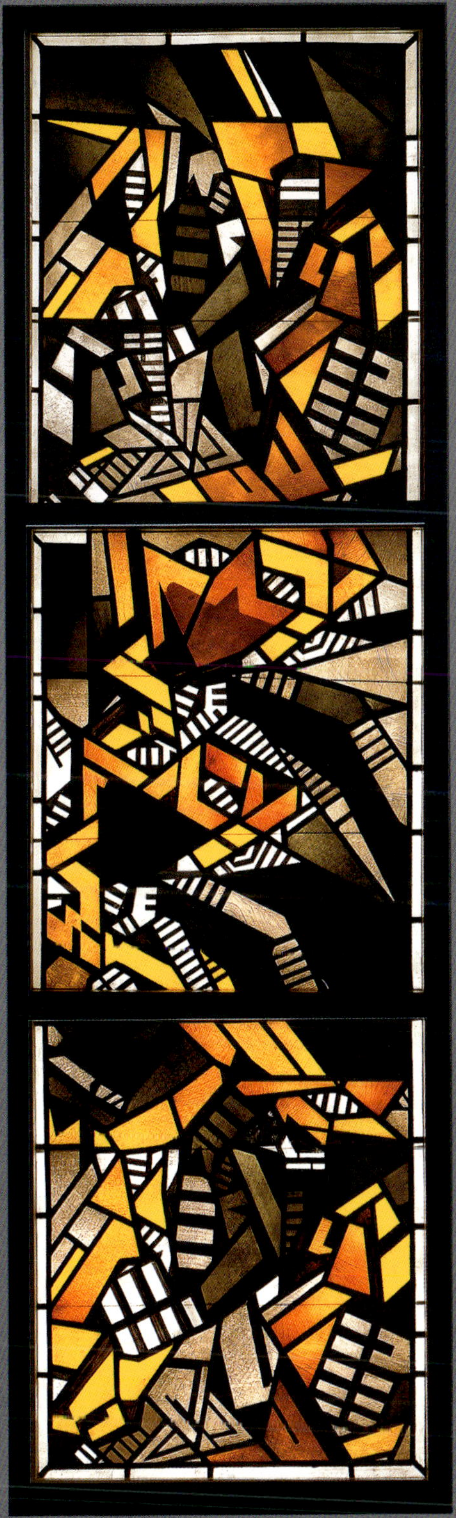

5 Johan Thorn Prikker

Orange, 1931
48,5 x 38,5 cm (zweiteilig)
Bleiverglasung, Echt-Antikgläser
Krefelder Kunstmuseen, Kaiser
Wilhelm Museum

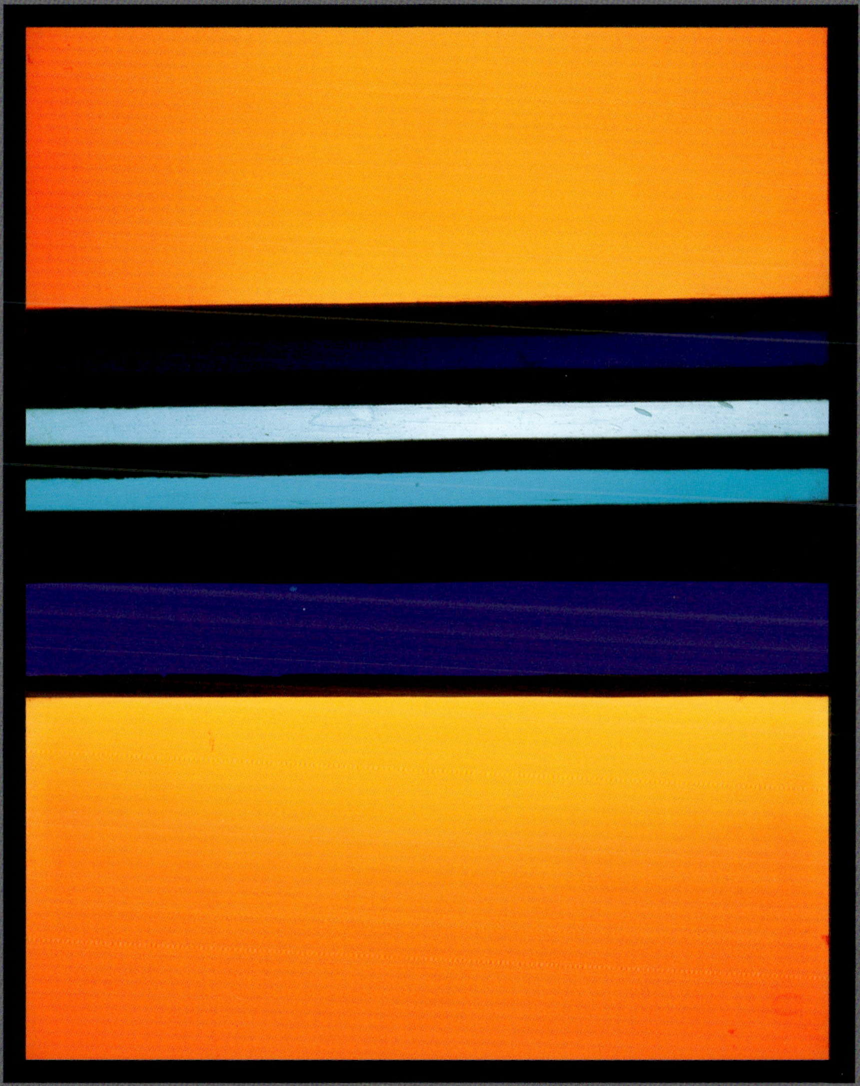

Josef Albers

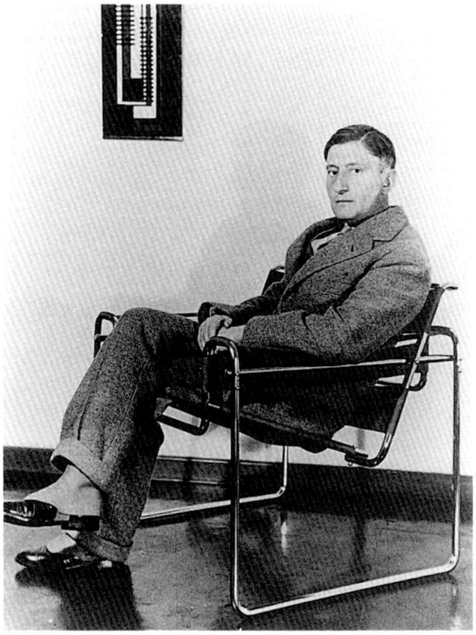

1888 in Bottrop geboren
1913–15 Studium an der Königlichen Kunstschule Berlin
1916–19 Studium an der Kunstgewerbeschule Essen; Schüler von Johan Thorn Prikker
1919–20 Studium an der Königlich Bayerischen Akademie der Bildenden Kunst, München
1920 Vorkurs am Bauhaus in Weimar; erste Glasassemblagen
1922 Ernennung zum Gesellen; Reorganisation der Werkstatt für Glasmalerei am Bauhaus
1922–24 Glasfenster für Bauten in Berlin, Weimar und Leipzig
1925 Umzug mit dem Bauhaus nach Dessau; Ernennung zum Bauhausmeister; erste sandgestrahlte Glasbilder
1932 Umzug mit dem Bauhaus nach Berlin
1933 Berufung an das Black Mountain College, North Carolina
1939 amerikanischer Staatsbürger
1950 Beginn der Serie »Homage to the Square«; Berufung an die Yale University, New Haven
1976 in New Haven gestorben

Lit.: Eugen Gomringer, *Abstrakte Kompositionen auf opakem Glas: Die Glasbilder von Josef Albers*, in: Glaswelt 17, November 1958, S. 14 f.; Josef Albers, *Interaction of Color. Grundlegung einer Didaktik des Sehens*, Köln 1970; Werner Spies, *Albers*, Stuttgart 1970; *Josef Albers. Eine Retrospektive*, Ausstellungskatalog, Solomon R. Guggenheim Museum, New York, Staatliche Kunsthalle Baden-Baden und Bauhaus-Archiv Berlin, Köln 1988; *Josef Albers. Vidrio, color y luz*, Ausstellungskatalog, IVAM Centre Julio González, Valencia, 3.11.1994–8.1.1995

6 *Josef Albers*

Fabrik B, 1925
30 x 34 cm
Monolithische Scheibe, Opak-Überfangglas, sandgestrahlt
Städtisches Museum Leverkusen, Schloß Morsbroich

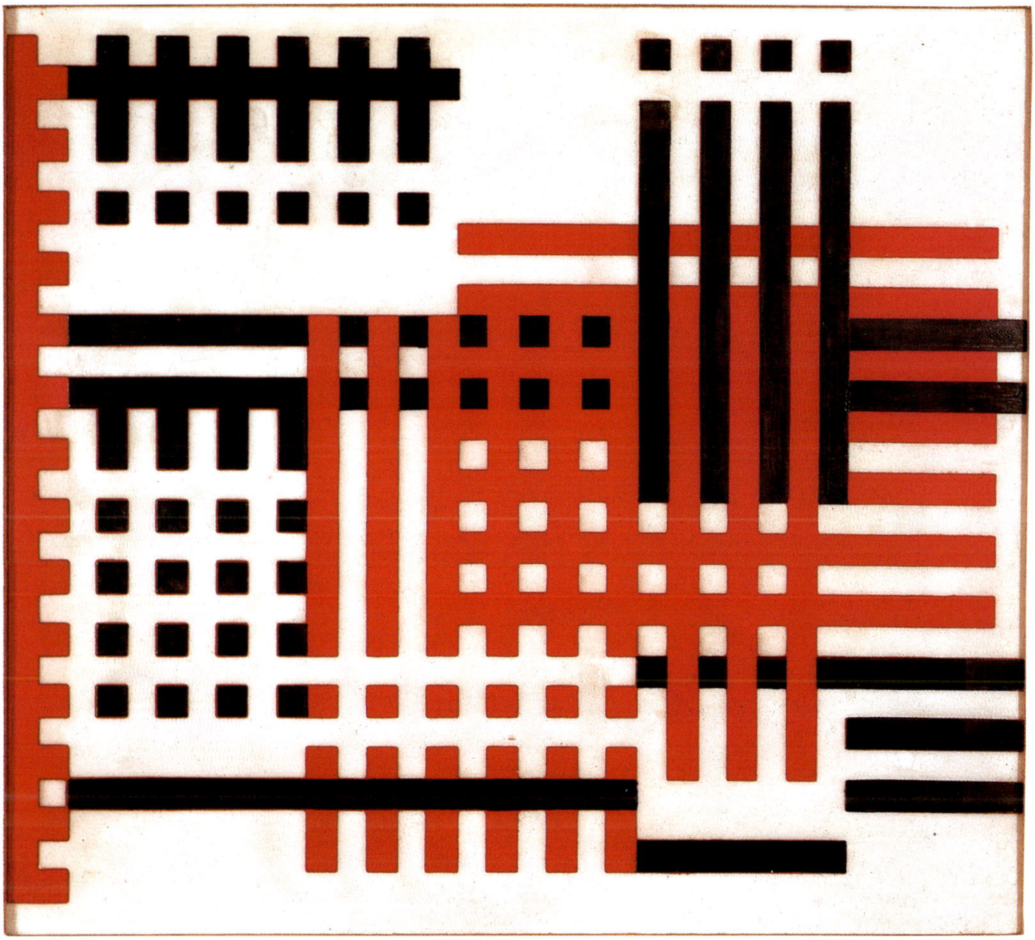

Heinrich Campendonk

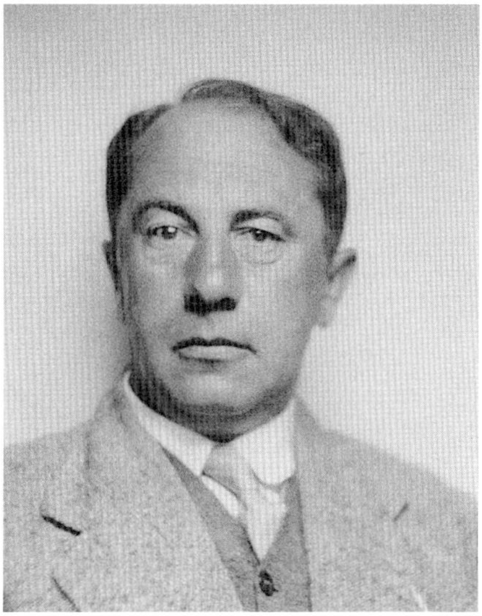

1889 in Krefeld geboren
1905–09 Besuch der Kunstgewerbeschule Krefeld; Schüler von Johan Thorn Prikker
1911 Übersiedlung nach Sindelsdorf, Oberbayern, auf Einladung von Franz Marc
1911–12 Beteiligung an Ausstellungen des Blauen Reiter
1913 Beteiligung an dem von Herwarth Walden veranstalteten »Ersten Deutschen Herbstsalon« in Berlin
1916 Übersiedlung nach Seeshaupt am Starnberger See
1922 Rückkehr nach Krefeld; Tätigkeit als Bühnenbildner am Krefelder Theater
1923 Lehrtätigkeit an der Kunstgewerbeschule Essen
1926 Berufung als Leiter einer Klasse für Monumentalmalerei an der Düsseldorfer Kunstakademie; erstes Glasfenster für den Kreuzgang der ehem. Augustinerklosterkirche, Marienthal
1933 Entlassung aus dem Lehramt durch die Nationalsozialisten; Emigration nach Belgien
1935 Berufung an die Rijksakademie van Beeldende Kunsten, Amsterdam
1957 in Amsterdam gestorben

Lit.: Mathias T. Engels, *Heinrich Campendonk*, Recklinghausen 1958 (= Monographien zur rheinisch-westfälischen Kunst der Gegenwart, Bd. 8); Mathias T. Engels, *Campendonk als Glasmaler. Mit einem Werkverzeichnis*, Krefeld 1966; Andrea Firmenich, *Heinrich Campendonk 1889– 1957. Leben und expressionistisches Werk*, Recklinghausen 1989; *Heinrich Campendonk. Ein Maler des Blauen Reiter*, Ausstellungskatalog, Kaiser Wilhelm Museum Krefeld, 24.9.–26.11.1989, Städtische Galerie im Lenbachhaus München, 13.12.1989–14.2.1990; Gabriele Struck, *Heinrich Campendonk*, in: *Wände aus farbigem Glas. Das Archiv der Vereinigten Werkstätten für Mosaik und Glasmalerei Puhl & Wagner, Gottfried Heinersdorff*, Ausstellungskatalog, Berlinische Galerie, 8.12.1989–21.1.1990 (= gegenwart museum, Bd. 9), S. 72–77; *Heinrich Campendonk – Josef Strater. Kirchenfenster im Bonner Münster*, hrsg. vom Verein August Macke Haus e.V., Bonn 1997

7 Heinrich Campendonk

Kreuzigung, Pfarrkirche, Marienthal, 1926/27
Zweitausführung
85 x 95 cm
Bleiverglasung, Echt-Antik-Überfangläser, Schwarzlotmalerei, überzogen und gewischt
Hein Derix KG Kevelaer
Archiv Hein Derix KG Kevelaer

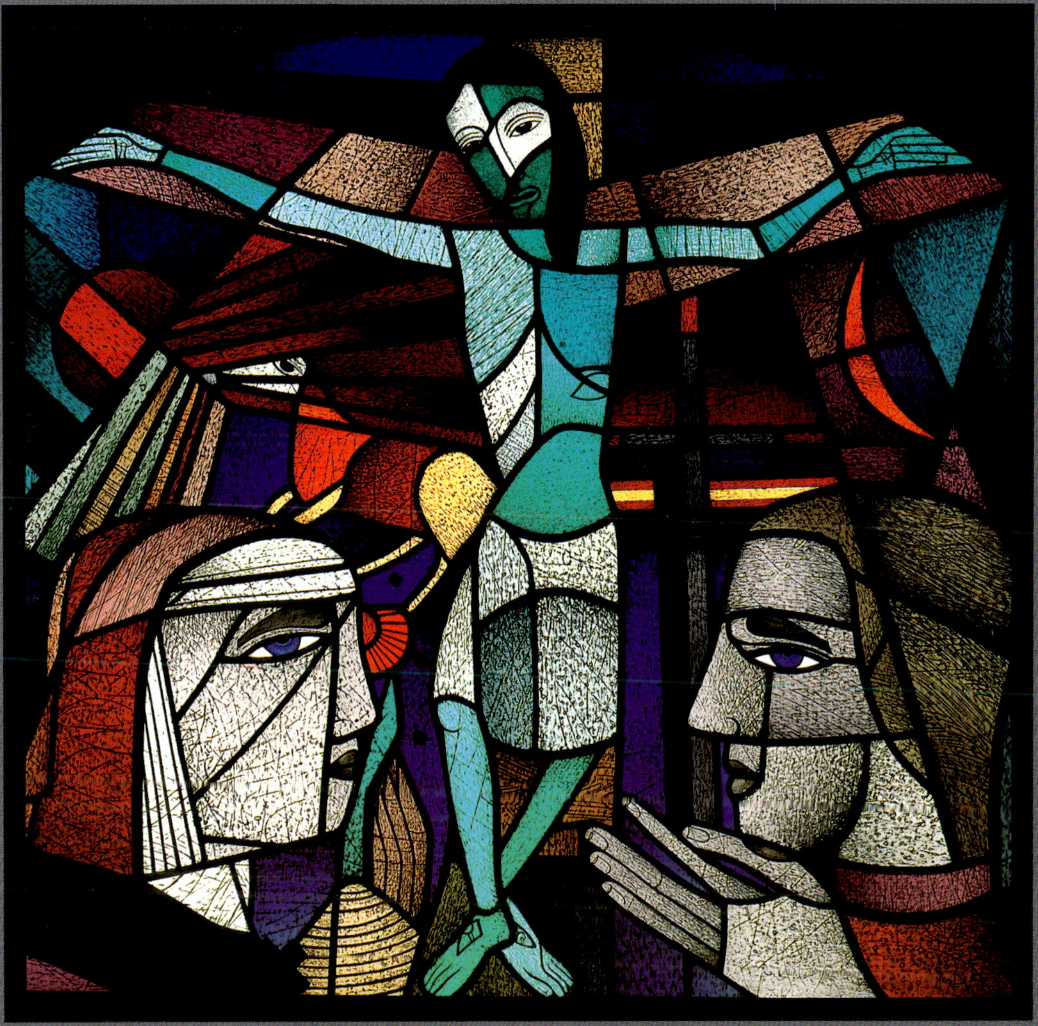

8 Heinrich Campendonk

Ornamentfenster, Aula der Kunstakademie Düsseldorf, 1931
(Musterstück)
72 x 58 cm
Bleiverglasung, Milchüberfanggläser, Braunlotmalerei, überzogen, lasiert, radiert
Hein Derix KG Kevelaer
Archiv Hein Derix KG Kevelaer

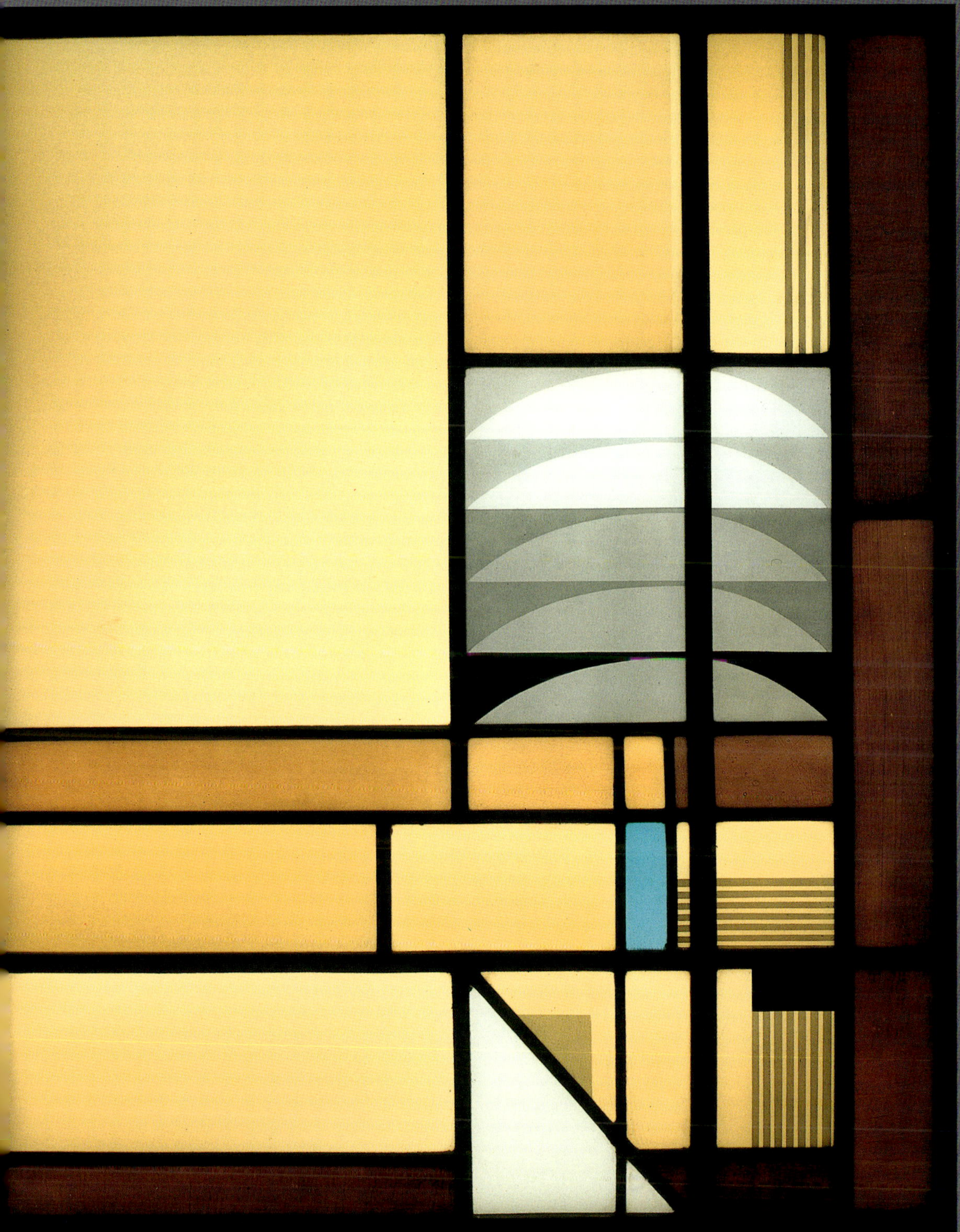

Adolf Hölzel

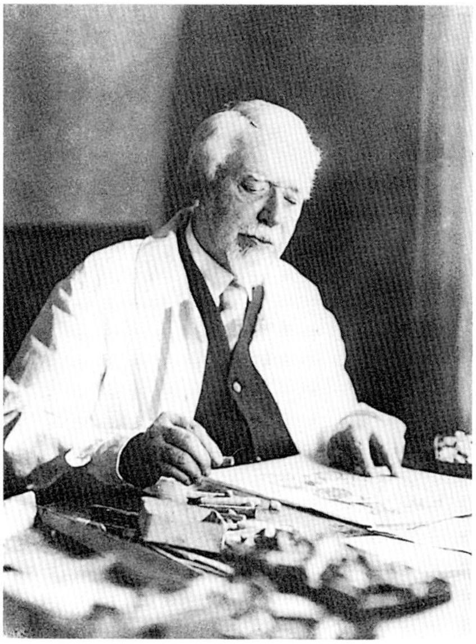

1853 in Olmütz, Mähren, geboren
1868 Beginn einer Lehre als Schriftsetzer in Gotha; Besuch der Handelsschule
1872 Beginn des Studiums an der Wiener Kunstakademie
1876 Übersiedlung nach München; Studium an der Kunstakademie München
1887 Übersiedlung nach Dachau (»Neu-Dachauer-Schule«)
1891 Gründung einer privaten Malschule
1905 Berufung an die Stuttgarter Kunstakademie
1915–18 Fenster für Bahlsens Keksfabrik, Hannover
1916 Direktor der Stuttgarter Kunstakademie
1918 Rücktritt vom Professorenamt
1919 Übersiedlung nach Stuttgart-Degerloch
1926–28 Fenster im Stuttgarter Rathaus
1932–33 Fenster im Sitzungssaal der Pelikan-Werke, Hannover
1934 in Stuttgart gestorben

Lit.: Nina Gumpert Parris, *Adolf Hoelzel's Structural and Color Theory and its Relationship to the Development of the Basic Course at the Bauhaus*, Dissertation, University of Pennsylvania, 1979; Wolfgang Venzmer, *Adolf Hölzel. Leben und Werk. Monographie mit Verzeichnis der Ölbilder, Glasfenster und ausgewählter Pastelle*, Stuttgart 1982; *Adolf Hölzel. Bilder, Pastelle, Zeichnungen, Collagen*, hrsg. von Carl Haenlein, Ausstellungskatalog, Kestner-Gesellschaft Hannover, 24.9.–14.11.1982

9 *Adolf Hölzel*

Abstrakte Kompositionen nach dem Septimenschlüssel, Fenster, Pelikan-Werke, Hannover, 1932/33
(Zwölf Felder in drei Vierergruppen)
je 110,5 x 71,5 cm (Rahmenmaß, vierteilig)
Bleiverglasung, Echt-Antikgläser
Glasmalerei V. Saile, Stuttgart

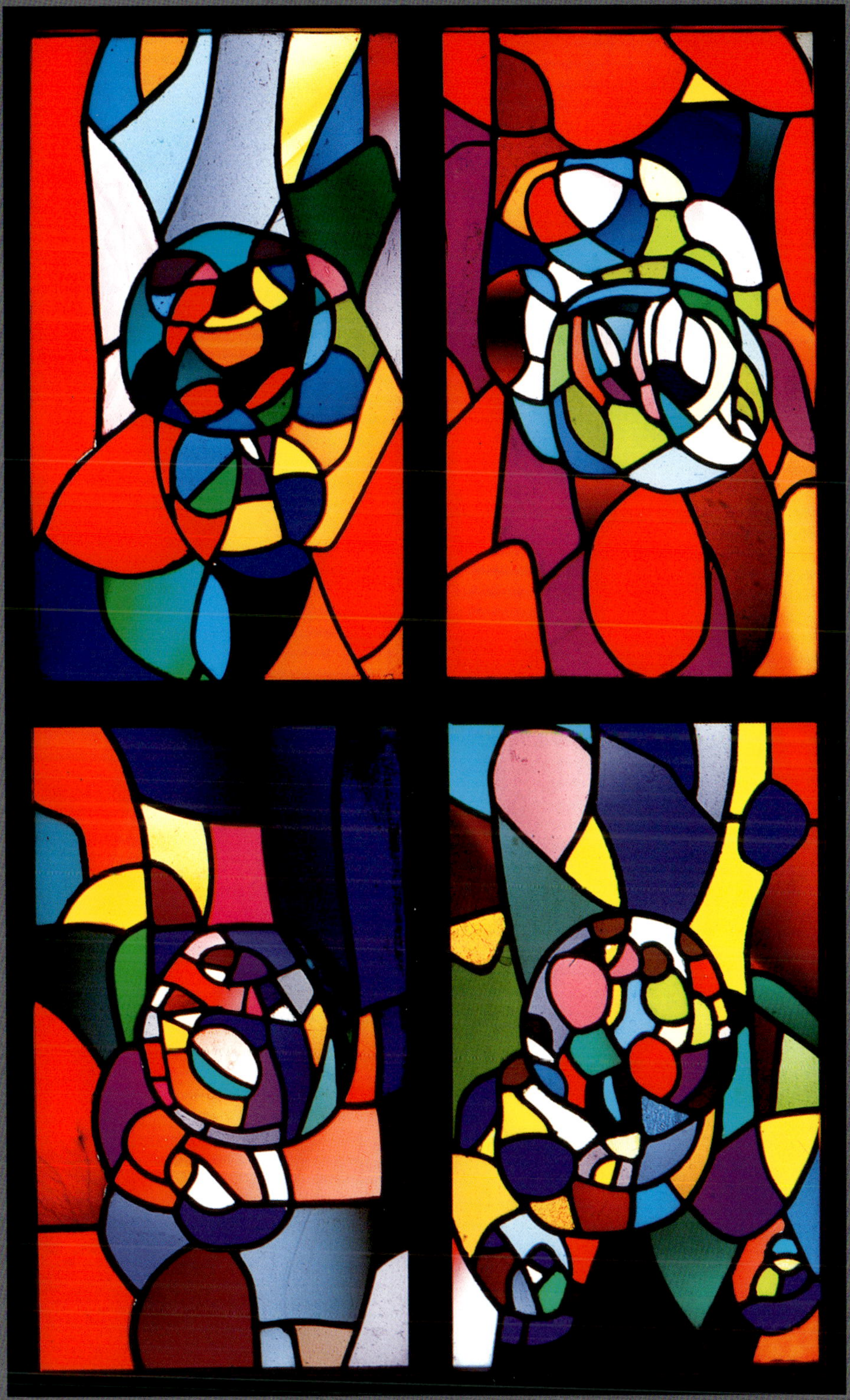

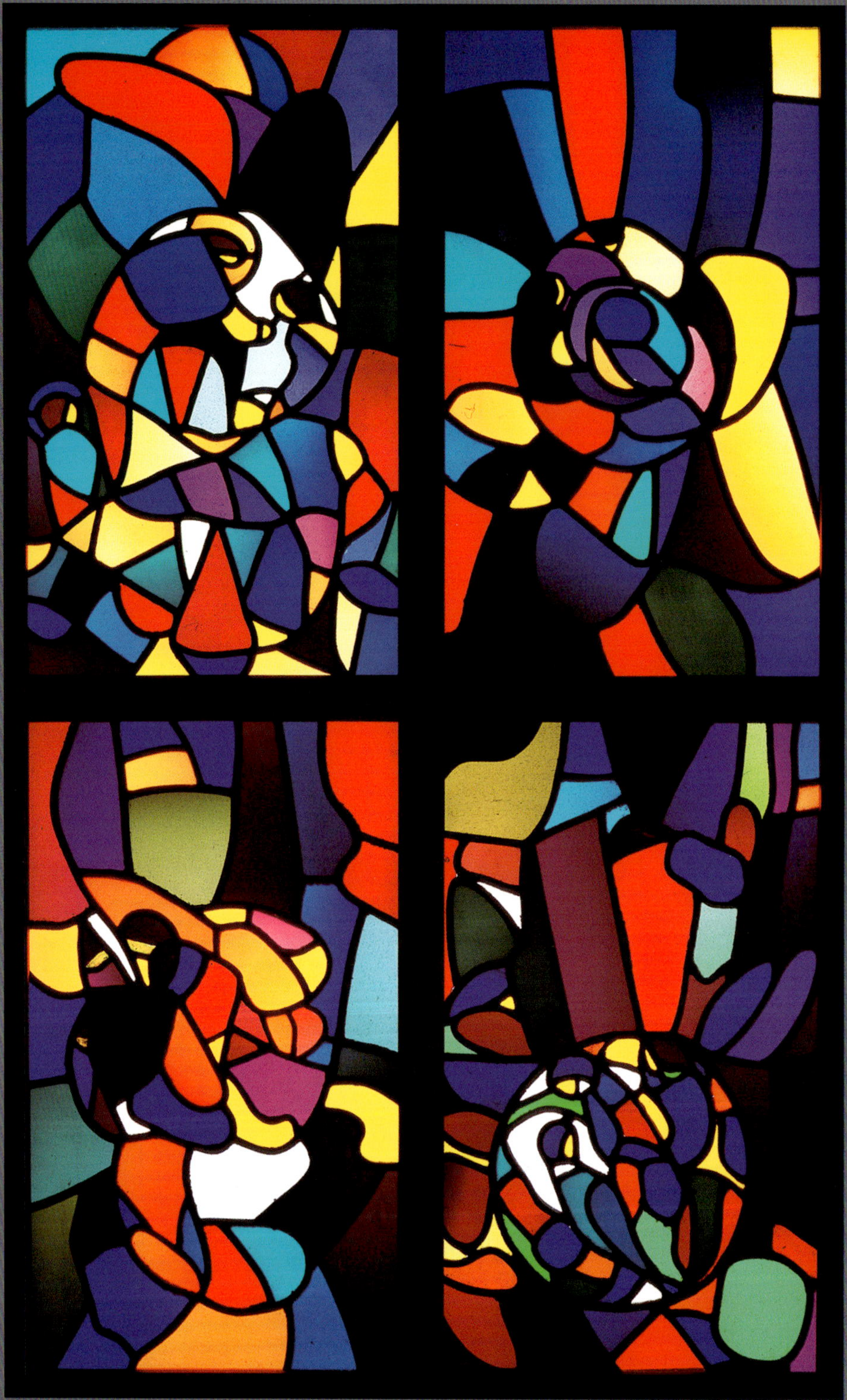

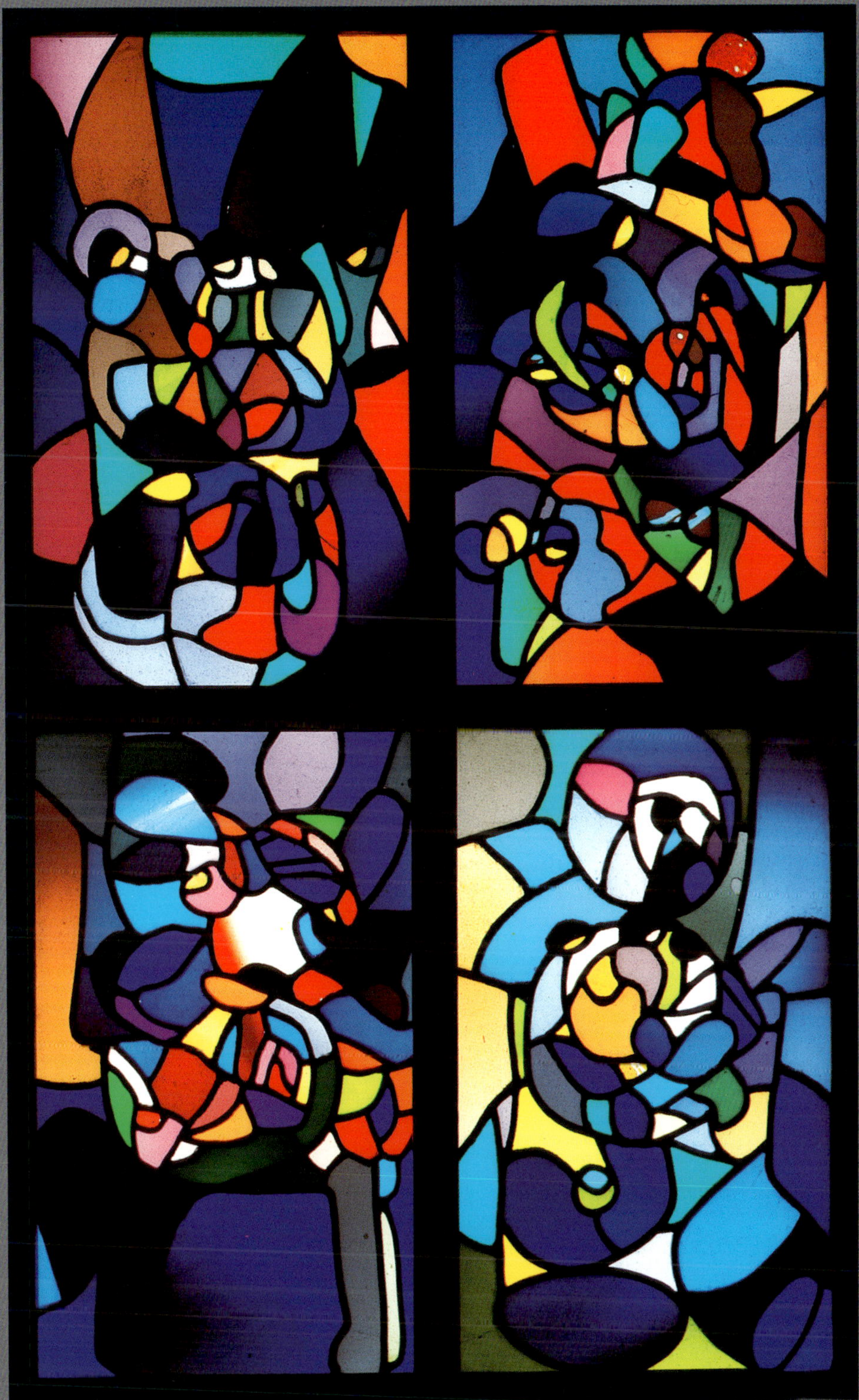

Anton Wendling

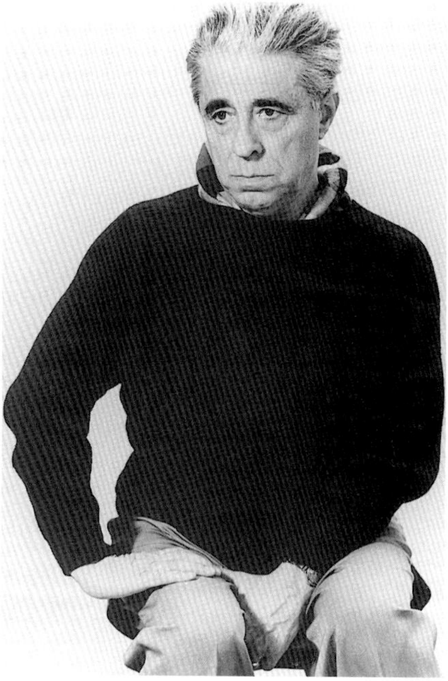

1891 in Mönchengladbach geboren
1905–08 Lehre als Lithograph
1909–10 Besuch der Kunstgewerbeschule Düsseldorf
1910–14 Tätigkeit im Entwurfsatelier der Glasmalerei Binsfeld, Trier
1919 Wiederaufnahme der Tätigkeit bei Binsfeld, Trier
1921–23 Studium an der Kunstgewerbeschule München; Meisterschüler bei Johan Thorn Prikker und Schüler bei F. H. Ehmcke (Schrift)
1924 Studienaufenthalt in Italien
1925 Assistent bei Heinrich Nauen an der Düsseldorfer Kunstakademie
1927–33 Leiter der Fachklasse für Glasmalerei und Mosaik an der Handwerker- und Kunstgewerbeschule Aachen
1933 Auflösung der Schule durch die Nationalsozialisten
1933–36 Aufenthalt und Arbeiten in Luxemburg und Echternach
1936 Berufung an die Technische Hochschule Aachen auf den Lehrstuhl für Freihandzeichnen, Schrift, Glasmalerei und Mosaik
1942–46 lebt und arbeitet in Raeren bei Eupen
1949–55 Aufenthalte und Aufträge in den USA
1951 Chorfenster im Aachener Dom
1960 Übersiedlung von Aachen nach Kreuzlingen, Schweiz
1965 in Münsterlingen bei Kreuzlingen gestorben

Lit.: E. G. Grimme, *Anton Wendling*, in: Aachener Kunstblätter 1962, S. 229–236; Lothar Schreyer, *Anton Wendling*, Recklinghausen 1962 (= Monographien zur rheinisch-westfälischen Kunst der Gegenwart, Bd. 24); Martha Vorberg, *Anton Wendling*, Kreuzlingen 1976; *Anton Wendling 1891–1965. Werkauswahl aus dem Nachlaß*, bearbeitet von Sabine Kimpel-Fehlemann, Ausstellungskatalog, Städtisches Museum Abteiberg Mönchengladbach, 27.11.1983–3.1.1984; Busso Diekamp, *Kirchliche Glasmalerei des 20. Jahrhunderts im Rheinland – dargestellt an Beispielen aus dem Werk des Glasmalers Anton Wendling*, Magisterarbeit, Münster 1984

10 Anton Wendling

Petrus, Kathedrale, Luxemburg, 1934
151 x 58,5 cm
Bleiverglasung, Echt-Antik- und Überfanggläser, Schwarzlotmalerei, überzogen und gewischt
Glasmalerei W. Derix, Düsseldorf-Kaiserswerth

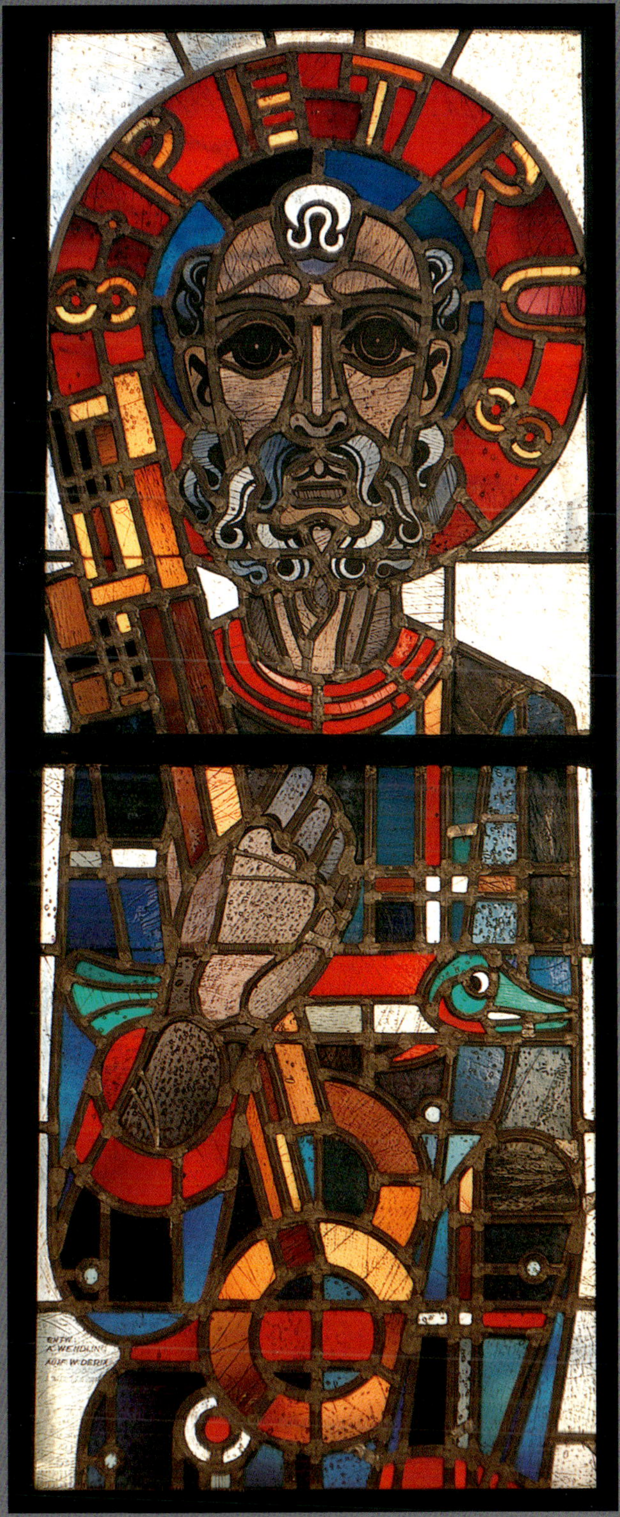
PETRU
ENTW.
A. WENDLING
AUSF. W. DERIX

Georg Meistermann

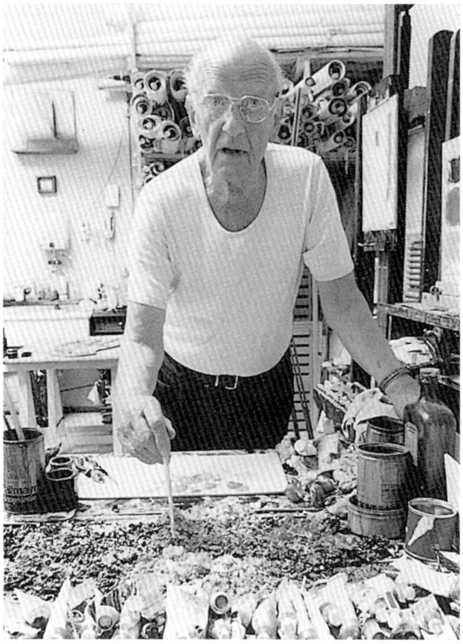

1911 in Solingen geboren
1930–33 Studium an der Düsseldorfer Kunstakademie bei Werner Heuser, Heinrich Nauen und Ewald Mataré
1933 erzwungener Studienabbruch und Schließung der ersten Ausstellung durch die Nationalsozialisten
1938 erste Glasfenster für die St. Engelbert-Kirche, Solingen-Mangenberg
1949 Übersiedlung nach Köln
1950 Gründungsmitglied des Deutschen Künstlerbundes
1952 Treppenhaus-Glasfenster im Rundfunkhaus des NWDR, Köln
1953–55 Leiter der Klasse für freie Graphik an der Städelschule, Frankfurt a. M.
1955 Teilnahme an der documenta I in Kassel
1955–59 Professur an der Düsseldorfer Kunstakademie
1957 Glaswand der Heilig-Kreuz-Kirche, Bottrop
1959 Teilnahme an der documenta II in Kassel
1960–76 Professur an der Kunstakademie Karlsruhe
1967–72 Präsident des Deutschen Künstlerbundes
1979–86 Glasfenster in der St. Gereon-Kirche, Köln
1990 in Köln gestorben

Lit.: *Georg Meistermann. Werke und Dokumente*, Archiv für Bildende Kunst am Germanischen Nationalmuseum Nürnberg, Ausstellungskatalog, Germanisches Nationalmuseum, Nürnberg, 16.6.– 23.8.1981 ..., Klagenfurt 1981 (= Werke und Dokumente, Neue Folge, Bd. 3); *Georg Meistermann. Die Kirchenfenster*, mit Texten von Karl Ruhrberg und Friedhelm Hofmann, Freiburg/Basel/Wien 1986; *Georg Meistermann. Monographie und Werkverzeichnis*, herausgegeben von Karl Ruhrberg und Werner Schäfke, mit einem Werkverzeichnis der Gemälde von Inge Herold, Köln 1991; *Georg Meistermann – Ludwig Schaffrath. Glasgemälde – Vitraux. Zeichnungen – Dessins*, Ausstellungskatalog, Suermondt-Ludwig-Museum Aachen in Zusammenarbeit mit Glasmalerei Dr. Heinrich Oidtmann, Linnich, und dem Musée Suisse du Vitrail Romont, 17.2.– 1.4.1991; Justinus Maria Calleen, *Georg Meistermann in St. Gereon zu Köln*, Dissertation, Köln 1993

11 Georg Meistermann

Treppenhausfenster, Nordwestdeutscher Rundfunk, Köln, 1952 (Musterstück)
115,5 x 103,5 cm
Bleiverglasung, Opal- und Opakgläser, Schwarzlotmalerei, überzogen und gewischt
Glasmalerei W. Derix, Düsseldorf-Kaiserswerth

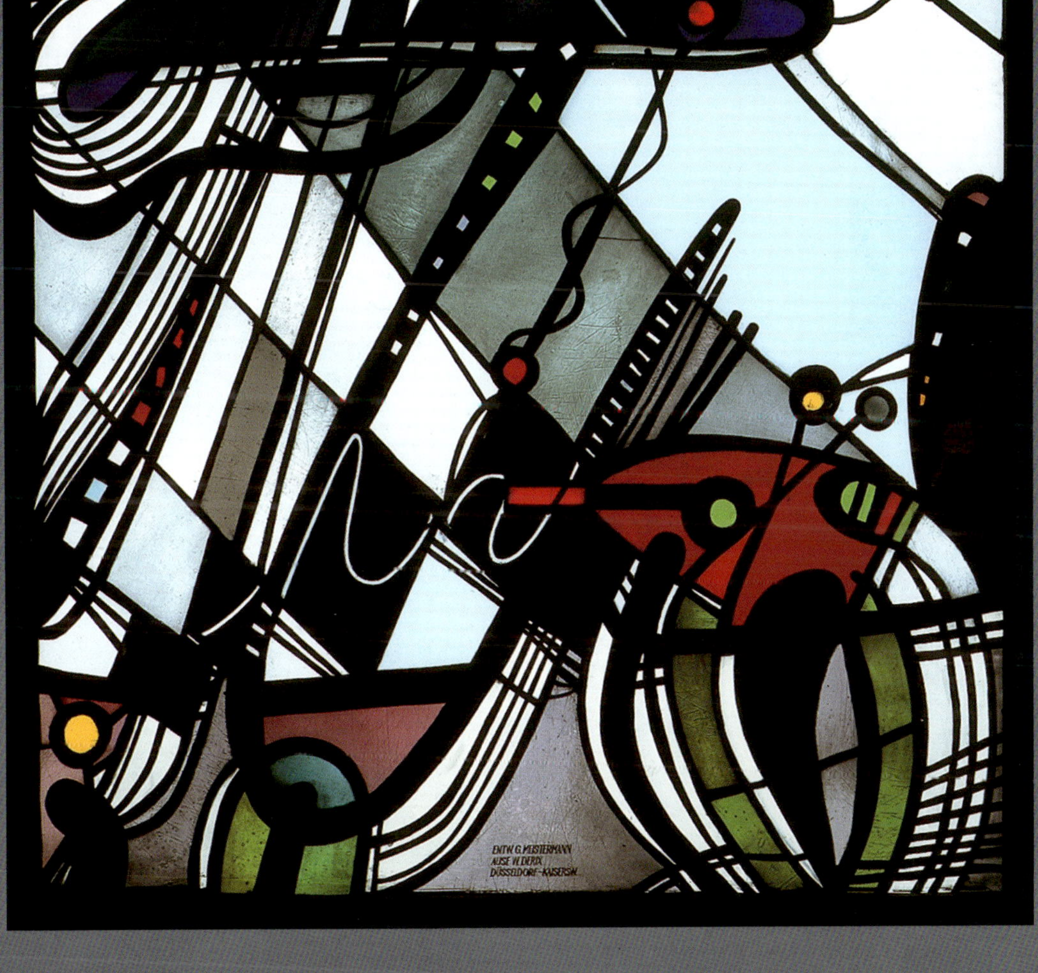
ENTW. G. MEISTERMANN
AUSF. W. DERIX
DÜSSELDORF-KAISERSW.

12 Georg Meistermann

Fenster, Haus Ströher, Darmstadt, 1958
Zweitausführung, 1992
181 x 313 cm
Bleiverglasung, Opakgläser, Schwarzlotmalerei, überzogen und gewischt
Glasmalerei Gossel, Lahntal-Caldern
Museum Baden, Solingen-Gräfrath

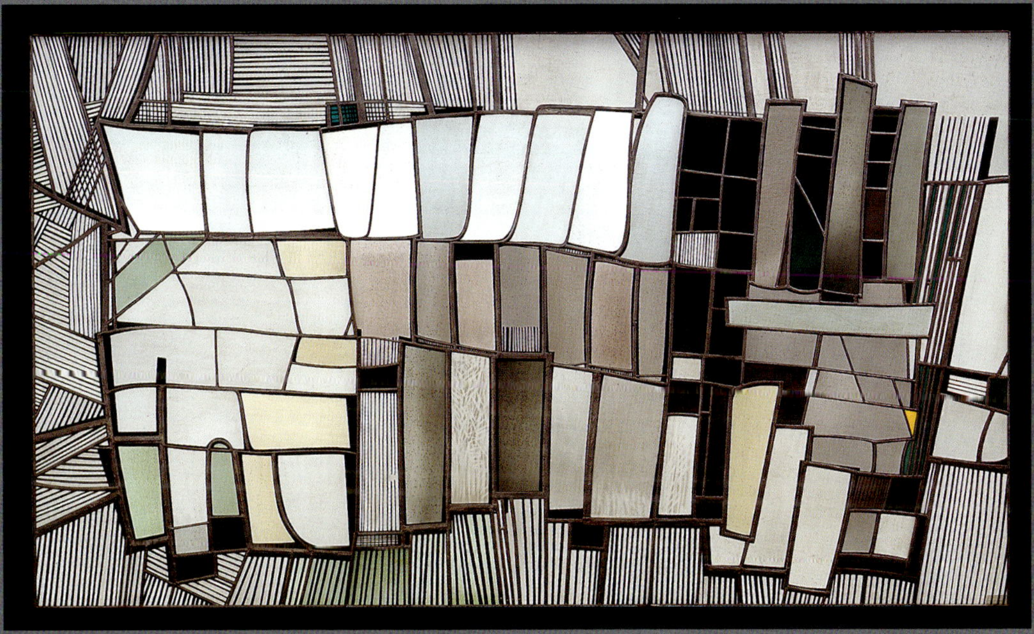

13 Georg Meistermann

Efeublatt, 1982
127 x 110 cm
Bleiverglasung, Echt-Antik-, Überfang- und Opalgläser, Schwarzlotmalerei, überzogen und gewischt
Glasmalerei Dr. Heinrich Oidtmann, Linnich
Privatbesitz, Köln

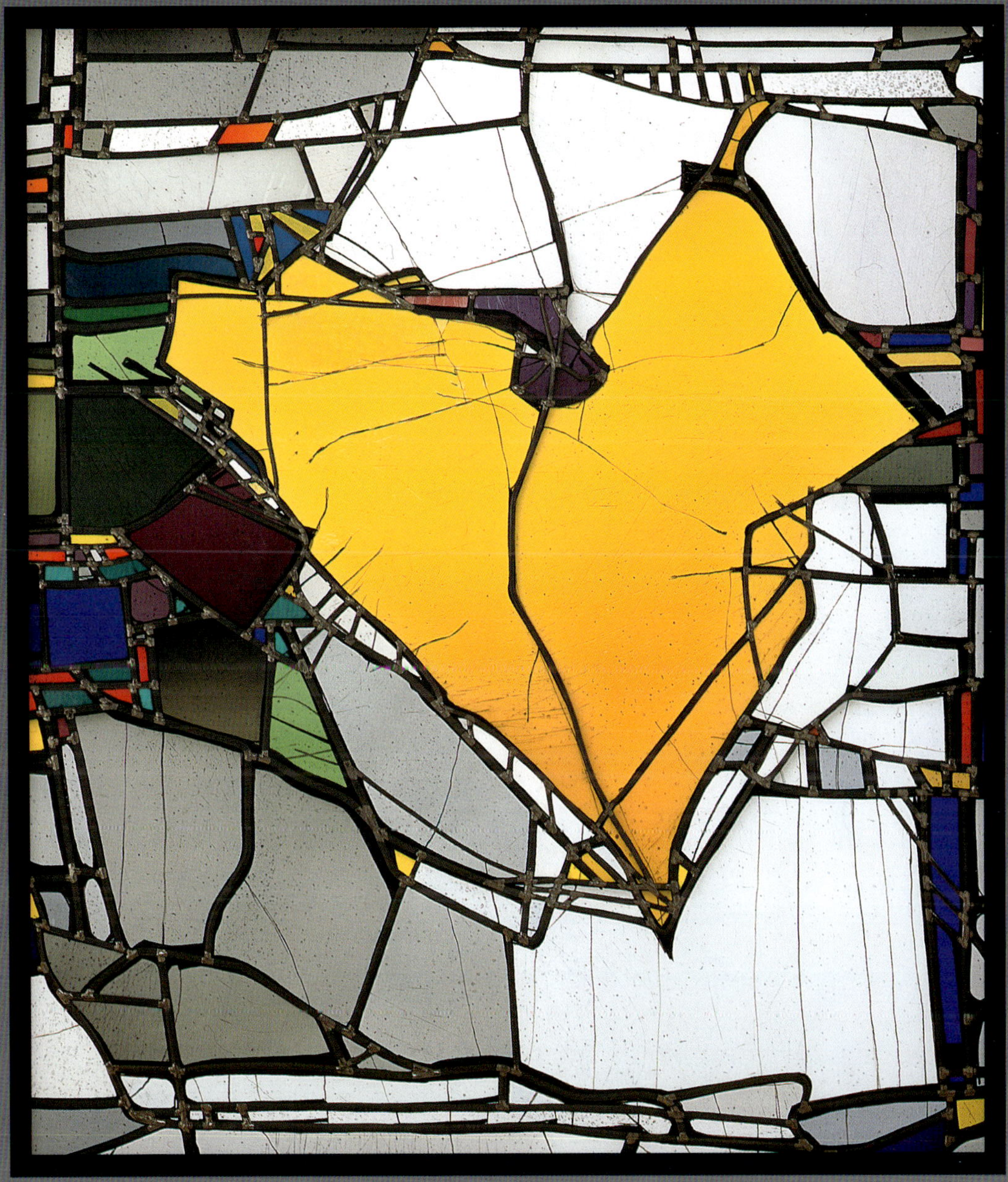

Wilhelm Buschulte

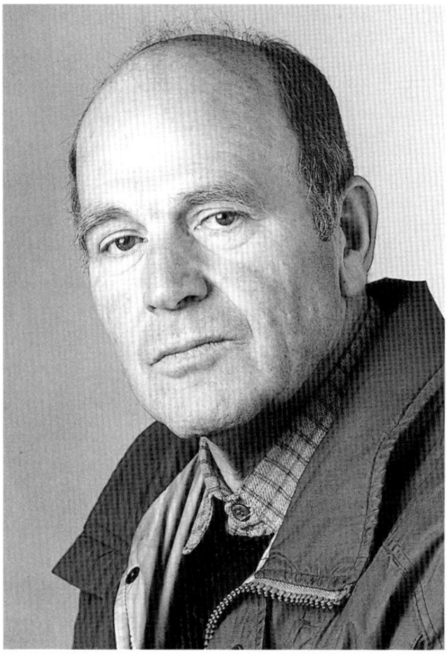

1923 in Massen bei Unna geboren
1943–50 Studium an der Akademie der Bildenden Künste München, Klasse Kaspar und Klasse Gött, mit kriegsbedingten Unterbrechungen
seit 1953 freischaffend, hauptsächlich als Entwerfer von Glasbildern tätig
1953–71 Fenster in der St. Marien-Kirche, Witten
1958 Teilnahme an der Weltausstellung in Brüssel
1965 Fenster in der Münsterkirche, Essen
1967–68 Fenster in der Heilig-Kreuz-Kirche, Soest
1969 Fenster in der St. Martin-Kirche, Linnich
1976–81 Fenster in der St. Patrokli-Kirche, Soest
1978–87 Fenster in der St. Gereon-Kirche, Köln
1986–88 Fenster in der Paulskirche, Frankfurt a. M.
1995 Obergadenfenster in Maria im Kapitol, Köln

Lit.: *Wilhelm Buschulte. Glasfenster, Gemälde, Zeichnungen*, Ausstellungskatalog, Katholische Akademie Schwerte, 1973; *Wilhelm Buschulte – Unna. Entwürfe für Glasfenster*, Ausstellungskatalog, Kunstverein Paderborn, 1977; Wilhelm Koch, *Ein Künstler wurde 65: Wilhelm Buschulte, Unna*, in: Das Münster, 1/89, S. 46 ff.

14 Wilhelm Buschulte

Verkündigungsengel, Redemptoristenkloster Bochum, 1956
208 x 106 cm (dreiteilig)
Bleiverglasung, Echt-Antikgläser, Schwarzlotmalerei, überzogen und gewischt
Glasmalerei Dr. Heinrich Oidtmann, Linnich
Deutsches Glasmalerei-Museum Linnich, Dauerleihgabe der Nordrhein-Westfalen-Stiftung

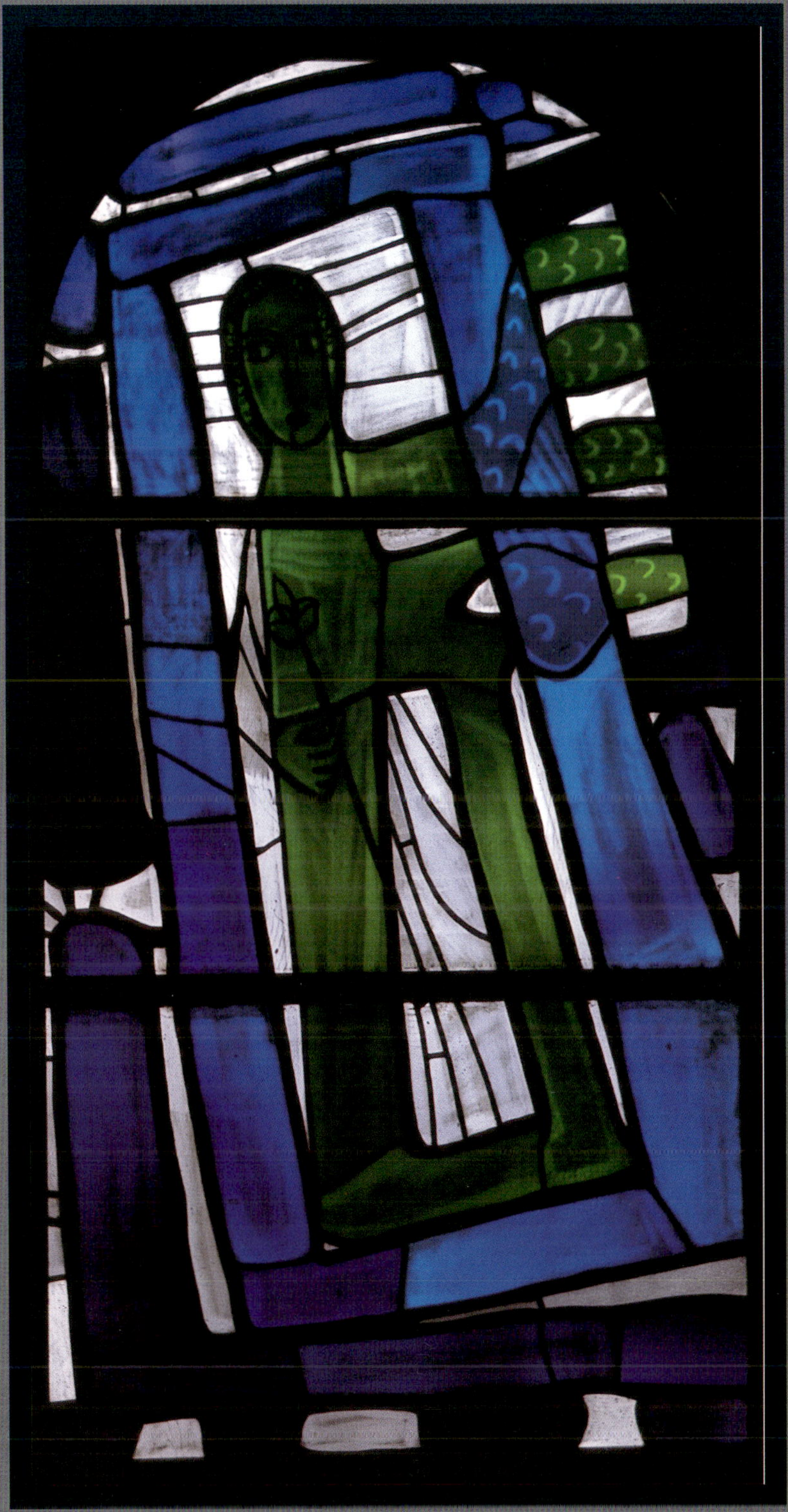

15 Wilhelm Buschulte

Apsidenfenster, St. Gereon, Köln, 1982
230 x 132 cm
Echt-Antik-, Opal- und Opakgläser, sandgestrahlte Dallgläser, Rundstangengläser
Glasmalerei Dr. Heinrich Oidtmann, Linnich
Deutsches Glasmalerei-Museum Linnich, Dauerleihgabe der Nordrhein-Westfalen-Stiftung

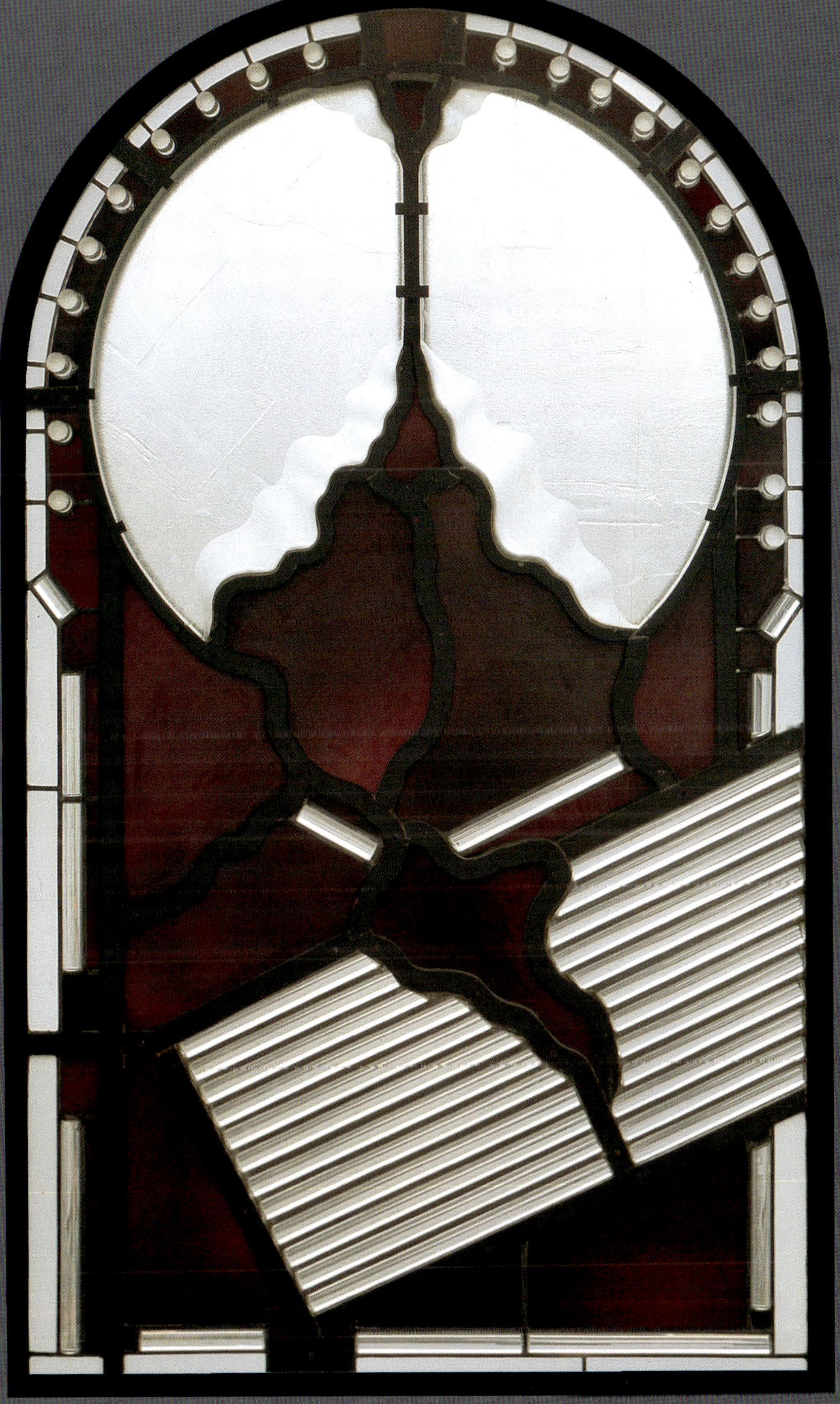

Hans Gottfried von Stockhausen

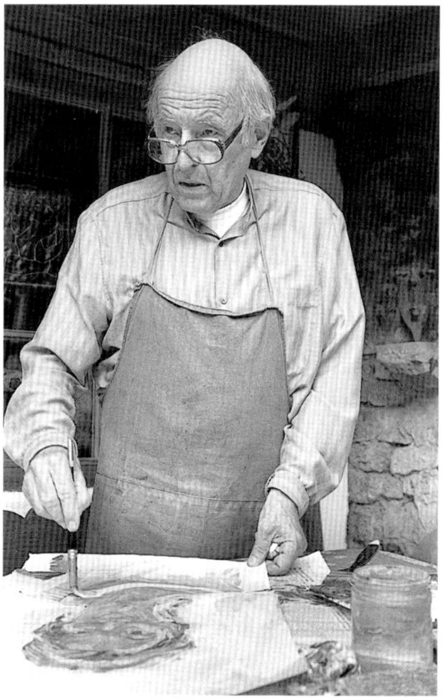

1920 auf der Trendelburg bei Kassel geboren
1939–45 Teilnahme als Soldat am Zweiten Weltkrieg
1945–47 britische Kriegsgefangenschaft in Ägypten
1947–52 Studium an der Kunstakademie Stuttgart; Schüler von Rudolf Yelin und Hans Meid
1948 erste eigene Glasarbeiten in Zusammenarbeit mit der Glasmalerei V. Saile, Stuttgart
1954–55 Lehrauftrag für Naturzeichnen an der Stuttgarter Kunstakademie
1960 Freundschaft mit dem Theologen Karl Barth
1963 Fenster in der St. Nicolai-Kirche, Dortmund
seit 1964 freie Glasbilder
1966–68 Fenster in der St. Reinoldi-Kirche, Dortmund
1968 Berufung an die Kunstakademie Stuttgart als Leiter der Grundklasse
1969 Ernennung zum Professor; Übersiedlung nach Stuttgart-Uhlbach
1970–85 Lehrstuhl für Glasmalerei an der Kunstakademie Stuttgart
1973 Übersiedlung nach Buoch
1986 und 1988 Lehrtätigkeit an der Pilchuck School of Glass, Pilchuck, Washington
1987 Lehrtätigkeit in Edinburgh als Gast der British Artist in Glass

Lit.: Oskar Beyer, *Kirchenfenster des Malers Hans Gottfried von Stockhausen*, Kassel 1958; Hans-Rudolf Müller-Schwefe, *Der Maler Hans Gottfried von Stockhausen. Almanach auf das Jahr des Herrn 1965*, herausgegeben von Friedrich Wittig, Hamburg 1965; *Hans Gottfried von Stockhausen. Eine Werkübersicht*, Ausstellungskatalog, Galerie der Stadt Esslingen am Neckar, Villa Merkel, 1983; *Hans Gottfried von Stockhausen. Das Glasbild*, mit Beiträgen von Helmut Ricke, Suzanne Beeh-Lustenberger, Peter Schmitt und Hans Gottfried von Stockhausen, München 1987

16 Hans Gottfried von Stockhausen

Brennender Dornbusch, 1964/65
82 x 42,5 cm
Bleiverglasung, Echt-Antik-Überfangglas, Schwarzlotbemalung mit Ausradierungen, rückseitige Ätzung
Franz Mayer'sche Hofkunstanstalt, München
Württembergisches Landesmuseum Stuttgart

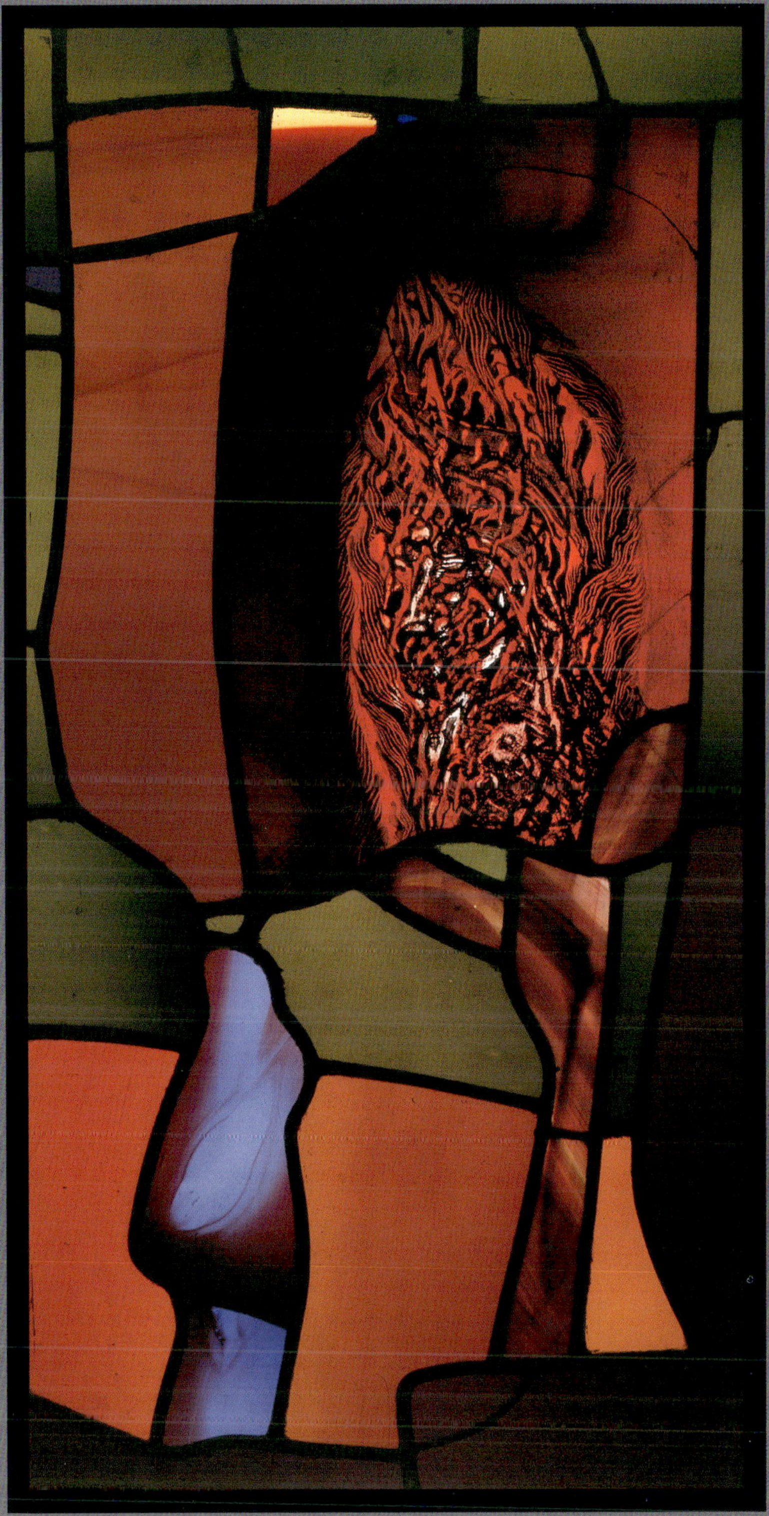

17 Hans Gottfried von Stockhausen

Daphne, 1984
75 x 60 cm
Echt-Antik-Überfangglas, Schwarzlotbemalung mit Ausradierungen, rückseitige Bemalung mit Schmelzfarben und Silbergelb
Franz Mayer'sche Hofkunstanstalt, München
Badisches Landesmuseum Karlsruhe

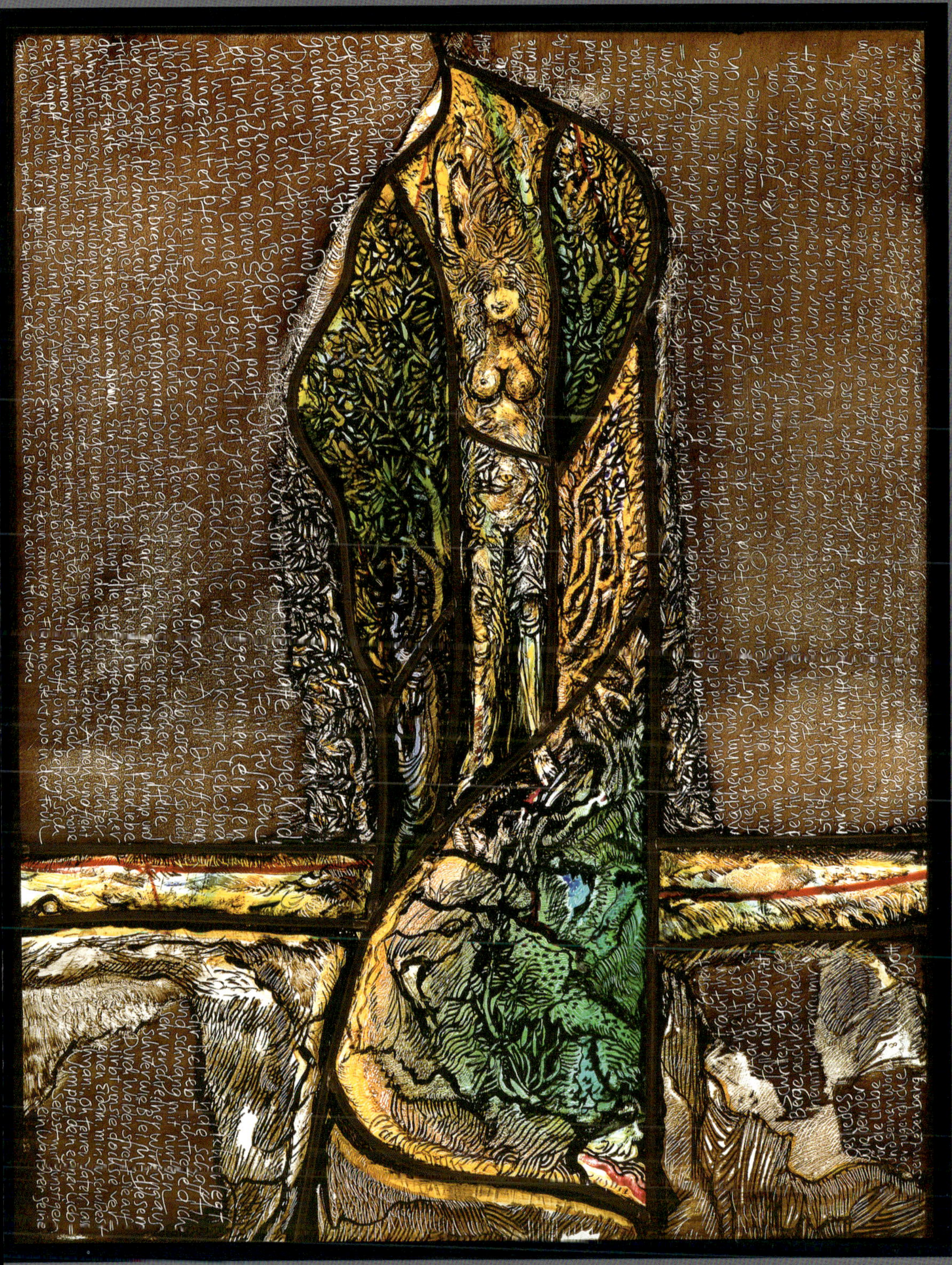

Johannes Schreiter

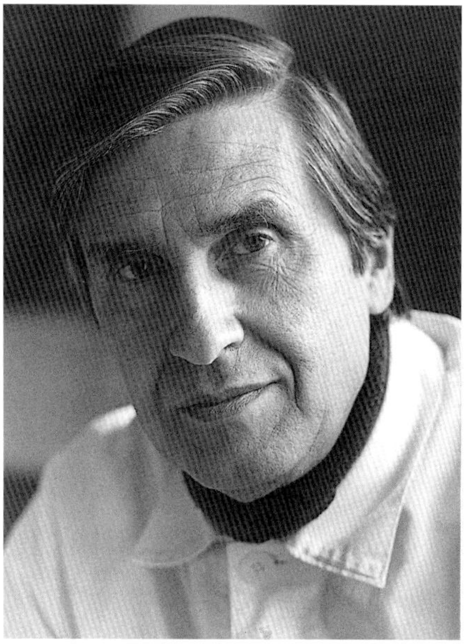

1930 in Annaberg-Buchholz, Erzgebirge, geboren
1949–57 Studium in Münster, Mainz und Berlin
1958 Entwicklung der Brandcollage
1960–63 Leitung der Abteilung »Fläche« an der Staatlichen Kunstschule Bremen
1963–87 Professur für freie Malerei und Graphik an der Staatlichen Hochschule für Bildende Künste in Frankfurt a. M.
1965 Chorglaswände der Kapelle im Exerzitienhaus Johannesbund, Leutesdorf: erste Verwendung der Bleiruten als autonome graphische Ausdrucksträger
1970 erste Rauchkörper-Bilder
1971–74 Rektor der Hochschule
1972 Beginn der Fragmentraum-Bildreihen
1977 Beginn der Entwürfe für die Heilig-Geist-Kirche, Heidelberg
seit 1980 Gastdozenturen in Großbritannien, USA, Kanada, Neuseeland und Australien; Vorlesungen an Universitäten, Kunsthochschulen, in Kunstvereinen, Museen und auf Kongressen
1988 erste Fakturcollagen

Lit.: *Johannes Schreiter. Brandcollagen, Zeichnungen, Heidelberger Fensterentwürfe*, Ausstellungskatalog, Heidelberger Kunstverein, 10.5.–14.6.1987, Hessisches Landesmuseum Darmstadt, 29.7.– 6.9.1987; Birgit Schwarz, *Johannes Schreiter. Das glasbildnerische Werk 1959–1980*, Hrsg.: Wolfgang Beeh, Hessisches Landesmuseum Darmstadt, 1987; *Johannes Schreiter – Glasbilder*, Hrsg.: Hans Gercke und Rainer Volp, Darmstadt 1988

18 Johannes Schreiter

Bagatelle 8/1965/GB, 1965
63,5 x 49 cm
Bleiverglasung, Echt-Antikgläser mit Opaküberfang
Wilhelm Derix Glasgestaltung, Rottweil
Derix Glasstudios, Taunusstein und Rottweil

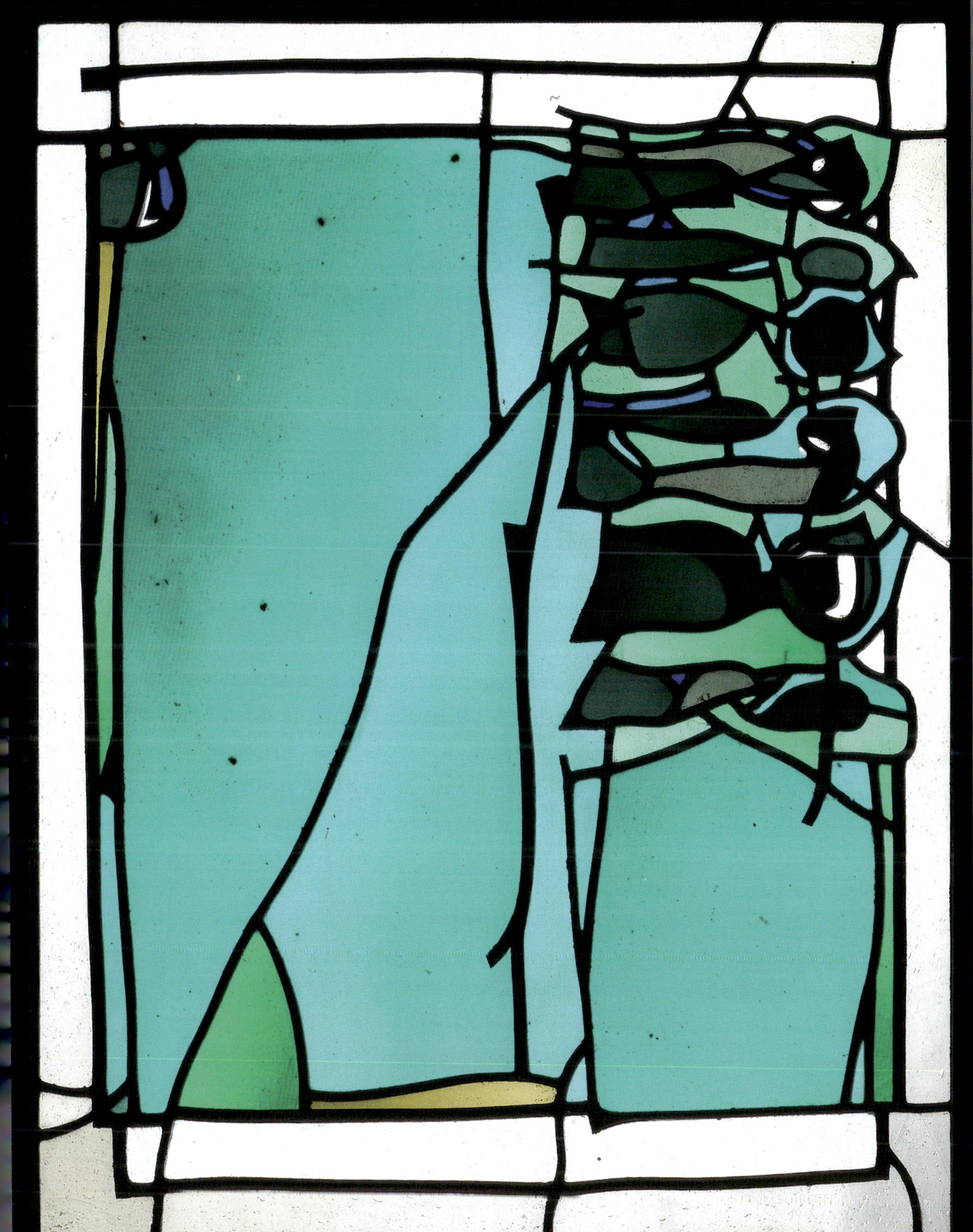

19 Johannes Schreiter

Fazit 79/1983/F, 1997
(Fenster, Heiliggeist-Kirche,
Heidelberg)
Entwurf, 1983 (abgebildet)
545 x 166 cm
Glasmalerei Peters, Paderborn

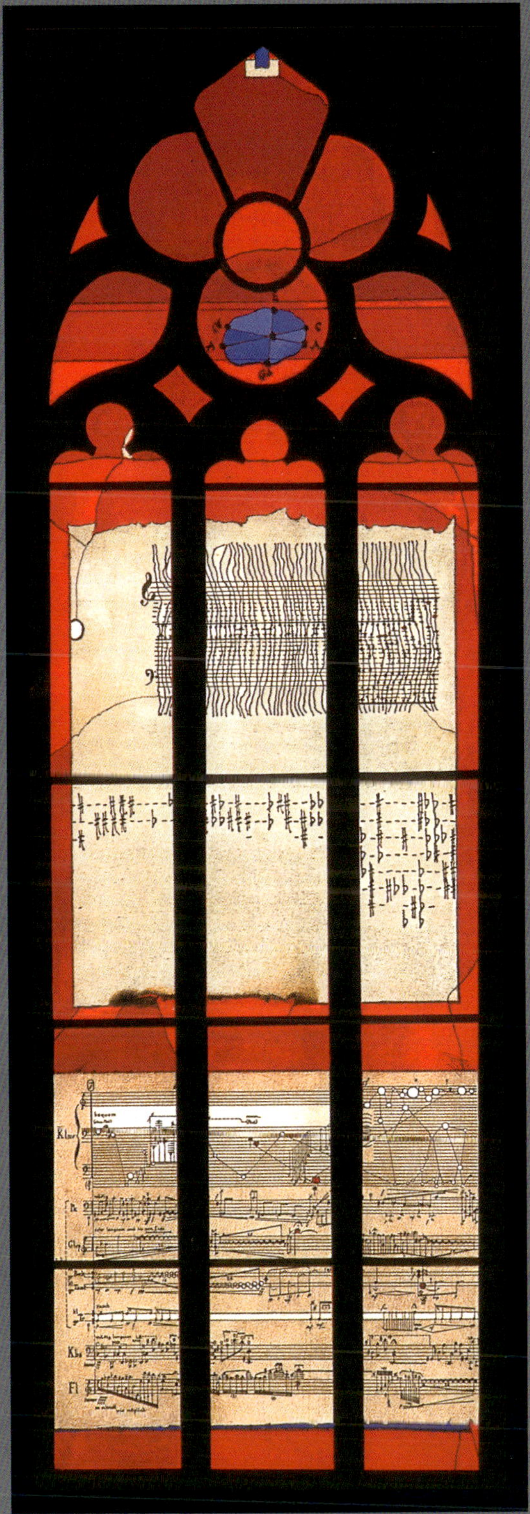

20 Johannes Schreiter

Fazit 29/1994/GB, 1994
116 x 87 cm
Bleiverglasung, opake Echt-Antik-
gläser
Glasmalerei Peters, Paderborn

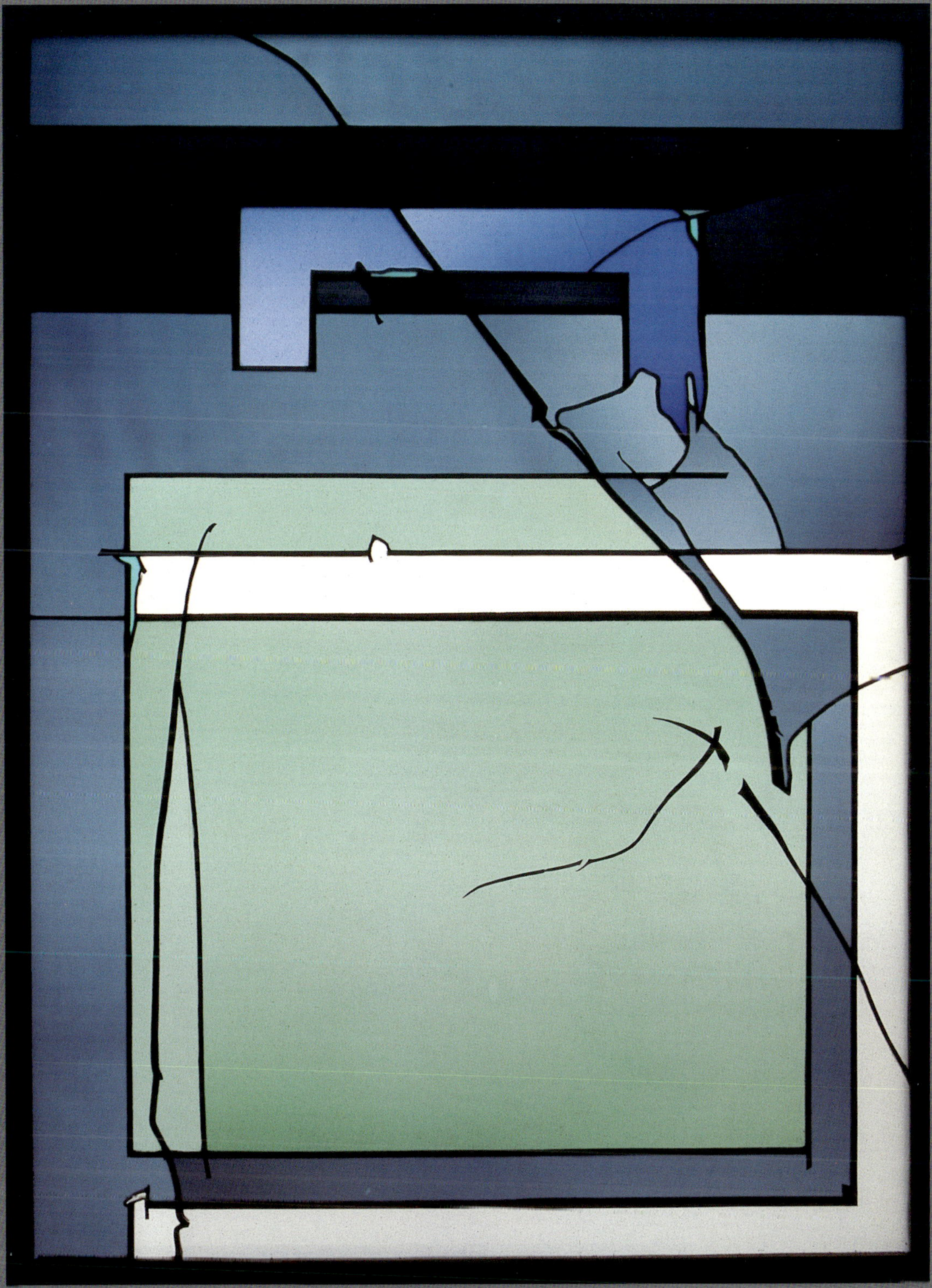

Joachim Klos

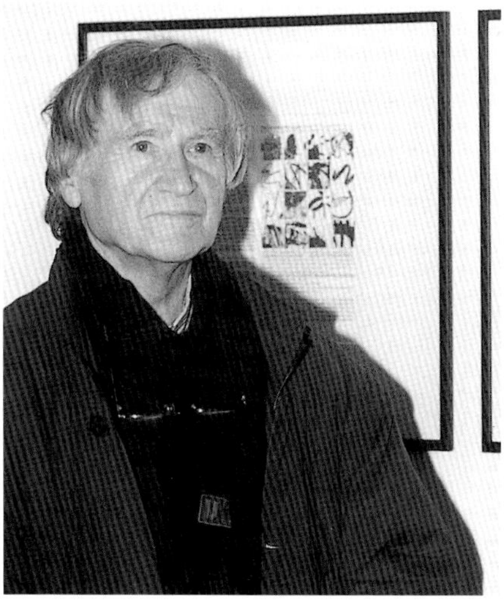

1931 in Weida, Thüringen, geboren
1949–51 Studium an der Staatlichen Hochschule für Baukunst und bildende Künste, Weimar
1952–56 Studium an der Fachhochschule Niederrhein, Krefeld, mit dem Abschluß des Graduierten Designers in der Abteilung Glasmalerei und Mosaik
1974–83 Lehrtätigkeit am Werner-Jaeger-Gymnasium, Nettetal-Lobberich
1981 Gastdozentur am West Glamorgan Institute of Higher Education, College of Art and Design, Swansea, Wales
1985 Workshop Advanced Architectural Stained Glass, The Pilchuck School, Stanwood, WA, USA
1989 Lehrtätigkeit in Australien und Neuseeland

Lit.: F. Kamphaus und J. Bours, *Joachim Klos. Bilder der Berufung*, Freiburg 1979; E. Schröter-Deric, *Joachim Klos, Glasmaler, Lobberich-Schaag*, in: Das Münster, 2/79; F. Eisheuer, *Neue Bilder und Zeichen. Der Glasmaler Joachim Klos*, in: Niederrheinische Blätter, November 1981; I. Swossil-Lissow, *Joachim Klos: Antworten auf Räume*, in: Vernissage 8, Wien 1984; L. Haufschild, *Joachim Klos. The Man, His Work & His Somersaults*, in: New York 1985

21 Joachim Klos

Figuration, kath. Pfarrkirche St. Cyriakus, Weeze, 1968
(Ausschnitt aus dem Chorfenster)
135 x 80 cm
Echt-Antikglas, Schwarzlotmalerei
Hein Derix KG Kevelaer
Archiv Hein Derix KG Kevelaer

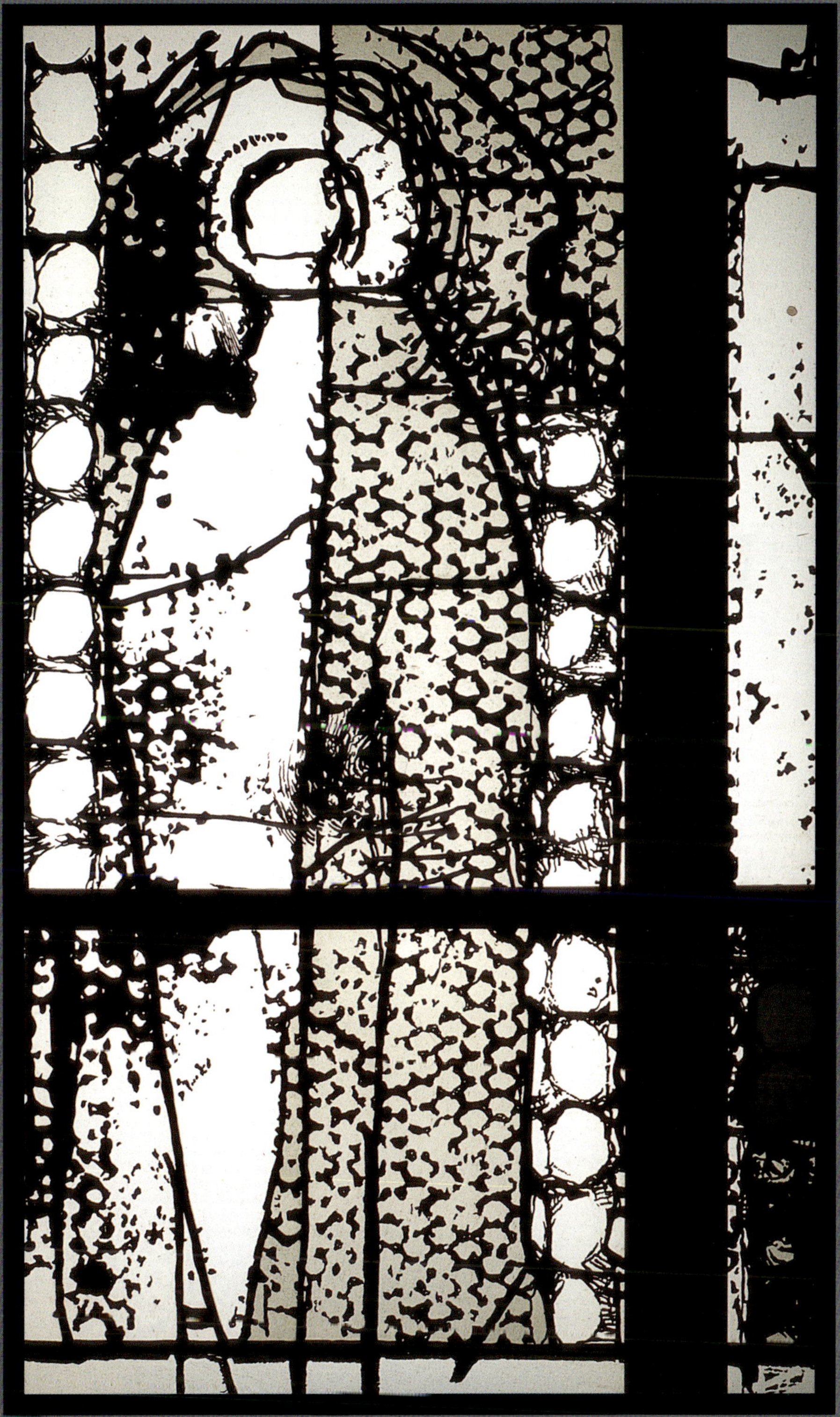

22 Joachim Klos

Ornament mit Blätterkranz,
Liebfrauenkirche, Bocholt, 1969
(Ausschnitt)
164,5 x 150 cm
Bleiverglasung, Echt-Antik- und
Opalgläser, Schwarzlotmalerei,
überzogen und gewischt
Hein Derix KG Kevelaer
Archiv Hein Derix KG Kevelaer

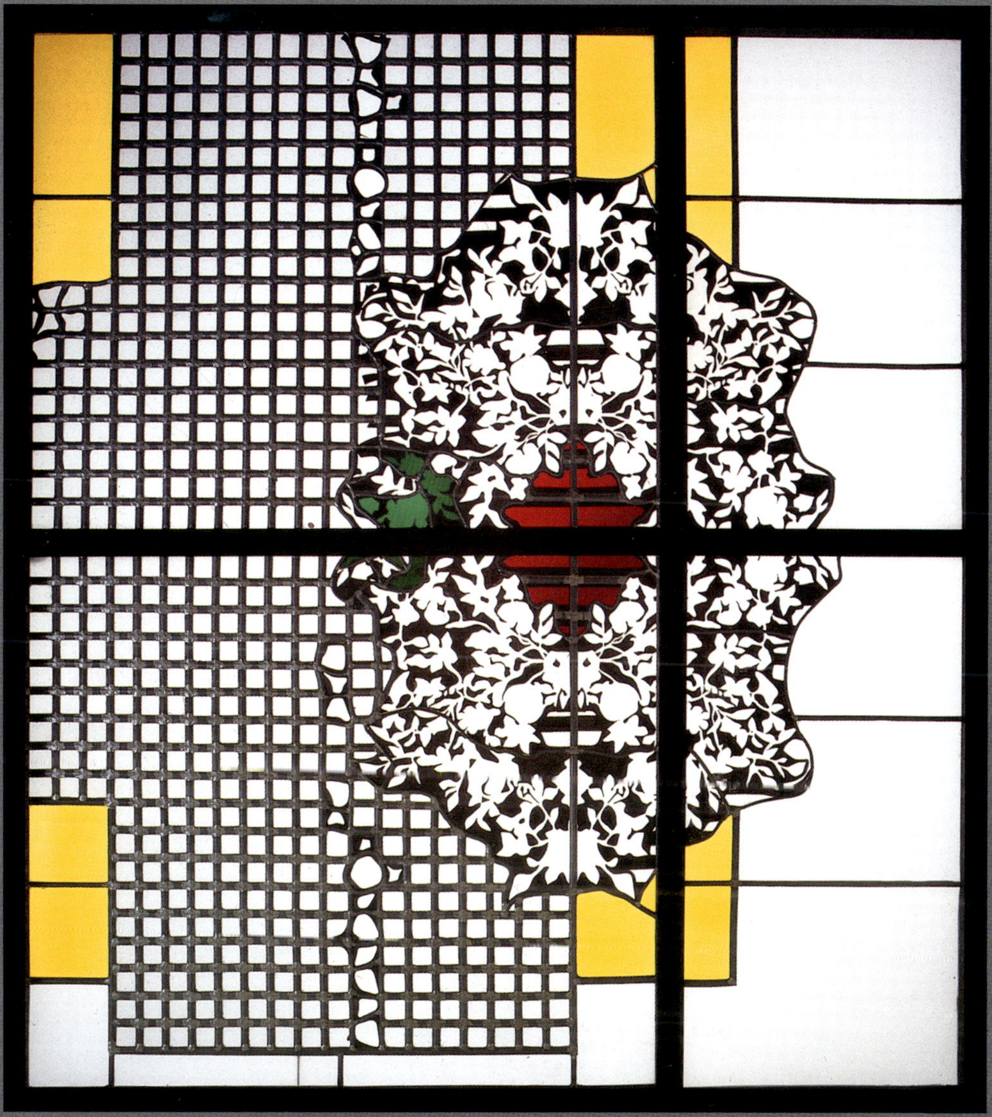

Ludwig Schaffrath

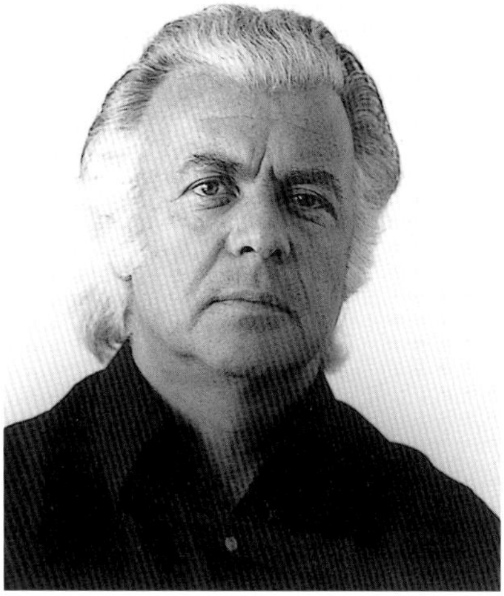

1924 in Alsdorf geboren
1947–54 Lehrtätigkeit als Assistent und Tätigkeit als Mitarbeiter von Anton Wendling an der Rheinisch-Westfälischen Technischen Hochschule Aachen, Architekturabteilung, Lehrstuhl für Freihandzeichnen
1962–65 transparente Verglasung des Domkreuzgangs in Aachen
1975 Lehrtätigkeit am Burleighfield House in Loudwater, England, Leitung der Master-class; Vortragstätigkeit auf Einladung des British Craft Council in England, Wales, Schottland
1976–88 Lehrtätigkeit in Berkeley und Pilchuck; Vortragstätigkeit in den USA
1981 Lehrtätigkeit an der University of Adelaide und am Caulfield Institute of Technology in Melbourne; Vortragstätigkeit in Australien auf Einladung des Goethe-Instituts und des Crafts Board of Australia Council
1981–84 Lehrtätigkeit in Tokio, Kioto, Osaka; Vortragstätigkeit in Japan
1985–93 Professor an der Staatlichen Akademie der Bildenden Künste Stuttgart

Lit.: Erich Stephany, *Ludwig Schaffrath. Einige Arbeiten der letzten Jahre*, in: Das Münster, 16/63, S. 417–427; *Ludwig Schaffrath Discusses his Work*, in: Glass Art Magazine, 1975, S. 23–30; Philipp Boonen (Hrsg.), *Ludwig Schaffrath. Oasen in Glas und Stein*, Aachen 1986 (= Aachener Beiträge zu Pastoral- und Bildungsfragen, Bd. 15); Adam C. Oellers, *Ludwig Schaffrath*, in: Das Münster, 42/89, S. 281– 292; *Georg Meistermann – Ludwig Schaffrath. Glasgemälde – Vitraux. Zeichnungen – Dessins*, Ausstellungskatalog, Suermondt-Ludwig-Museum Aachen in Zusammenarbeit mit Glasmalerei Dr. Heinrich Oidtmann, Linnich, und dem Musée Suisse du Vitrail Romont, 17.2.–1.4.1991; H. D. Rauh (Hrsg.), *Ludwig Schaffrath. Bilder und Zeichnungen*, Aachen 1995 (= Aachener Beiträge zu Pastoral- und Bildungsfragen, Bd. 19)

23 Ludwig Schaffrath

Quarz, Herz-Jesu-Kirche, Stolberg-Münsterbusch, 1980
312 x 130 cm
Bleiverglasung, Opal- und Opakgläser, Danziger- und Echt-Antikgläser, überzogen und gewischt
Glasmalerei Dr. Heinrich Oidtmann, Linnich
Ludwig Schaffrath

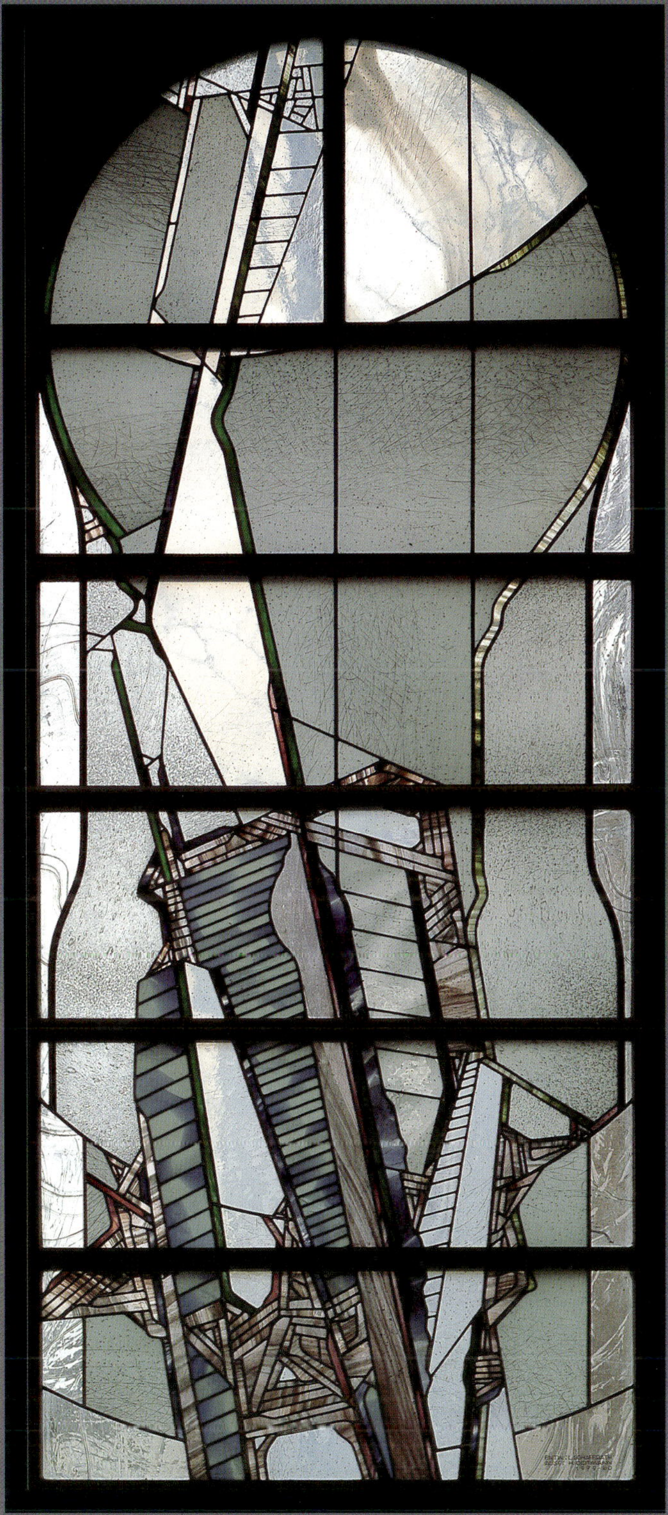

24 Ludwig Schaffrath

Nichi-Getsu, 1983
148 x 88 cm (doppelwandig)
Bleiverglasung, Opal- und Opakgläser, Danziger- und Echt-Antikgläser, Lüsterfarbe (Platin und Gold), überzogen und gewischt
Glasmalerei Dr. Heinrich Oidtmann, Linnich
Ludwig Schaffrath

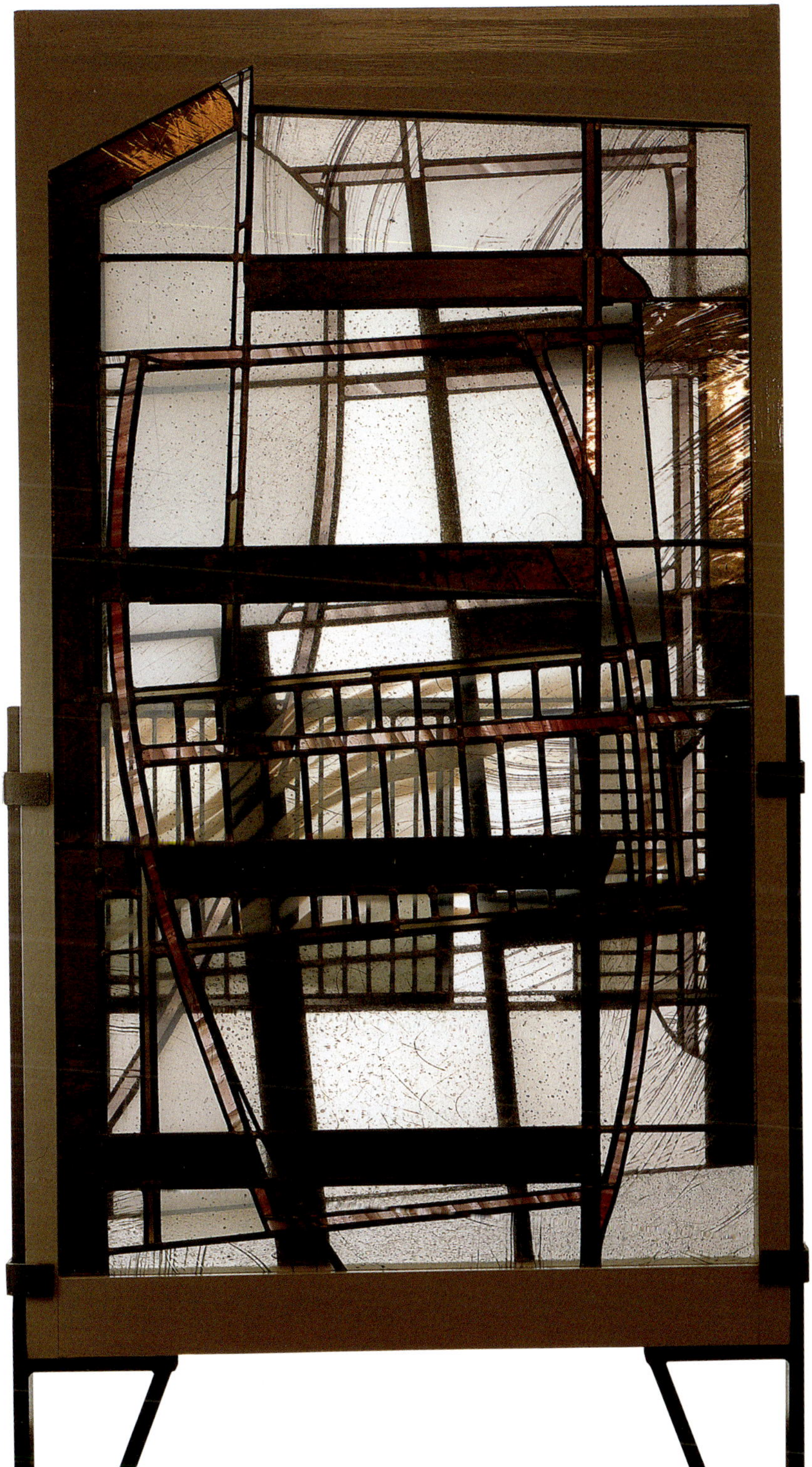

25 Ludwig Schaffrath

Fenster, Deutsches Glasmalerei-Museum Linnich, 1997
Entwurf, 1996 (abgebildet)
Glasmalerei Dr. Heinrich Oidtmann, Linnich
Deutsches Glasmalerei-Museum Linnich

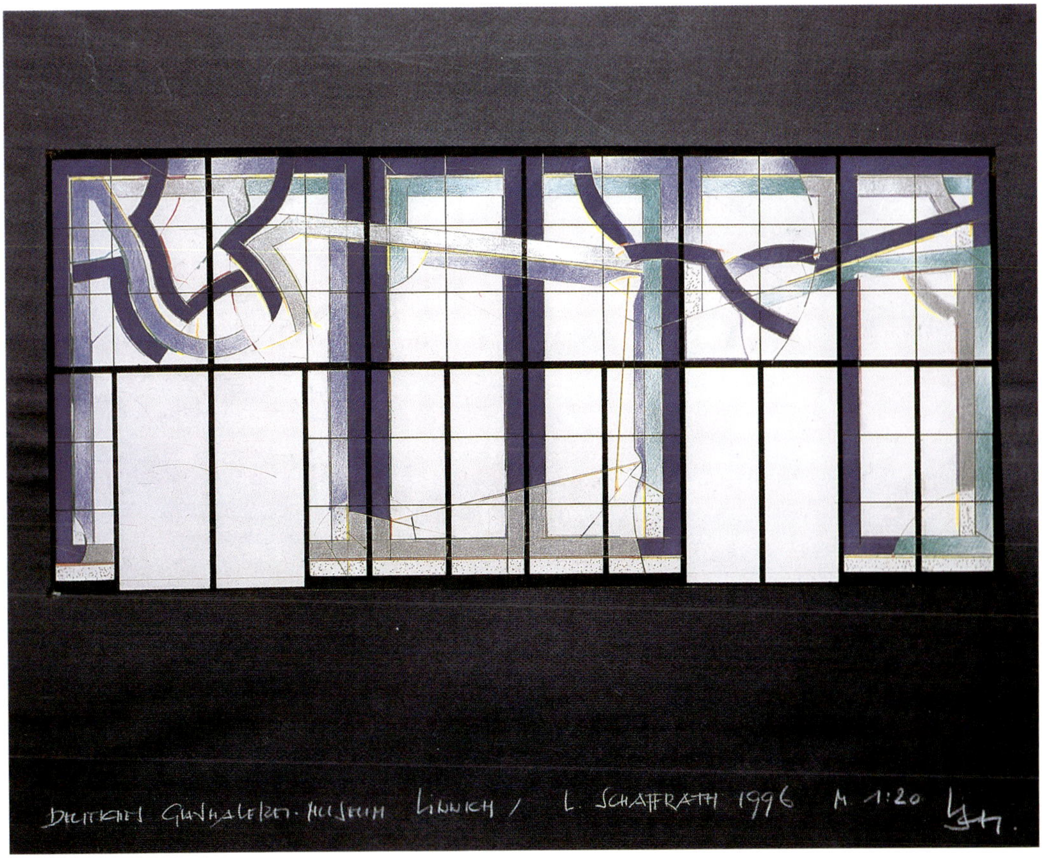
LINNICH / L. SCHAFFRATH 1996 M. 1:20

Hubert Spierling

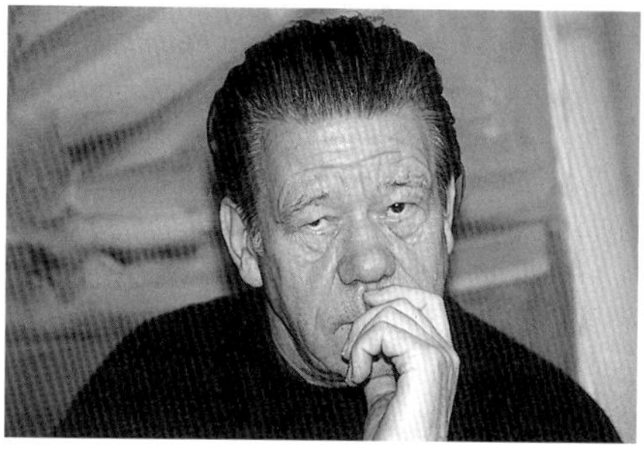

1925 in Menden, Westfalen, geboren
Studium in Hamburg, Düsseldorf und Krefeld
seit 1954 freischaffend tätig in Krefeld

Lit.: *Glass Masters. Contemporary Stained Glass from West Germany*, Ausstellungskatalog, Welsh Arts Council, 1980; *Fenster. Bilder. Glasmalerei 1926 bis 1982*, Begleitheft zur Ausstellung, Augustinermuseum Freiburg i. Br., 12.3.–8.5.1983, und andere Orte (= Halbjahreshefte der Deutschen Gesellschaft für christliche Kunst, Sonderveröffentlichung Nr. 1); *Le vitrail contemporain en Allemagne*, Ausstellungskatalog, Centre International du Vitrail, Chartres, 1985; August Heuser, *Neue Domfenster in Limburg*, in: Das Münster, 2/95, S. 125 ff.; *Krefelder Beiträge zur Kunst des 20. Jahrhunderts*, hrsg. von Thomas Müller

26 Hubert Spierling

Ausstellungsfenster, 1982
237 x 188 cm
Bleiverglasung, Echt-Antik-, Opal- und Opakgläser (zum Teil dreifach überfangen), Schwarzlotmalerei
Glasmalerei Dr. Heinrich Oidtmann, Linnich
Hessisches Landesmuseum Darmstadt

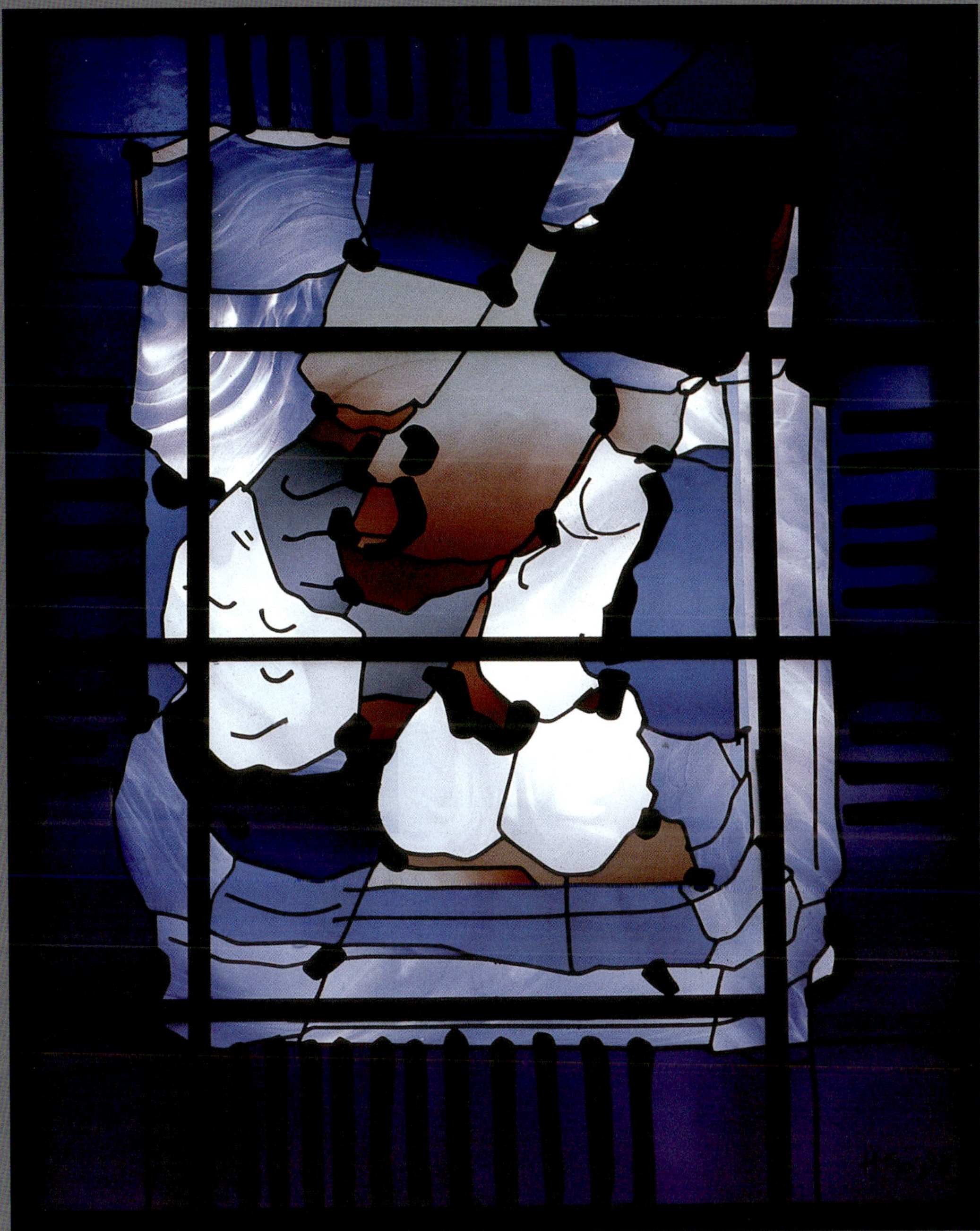

27 Hubert Spierling

mit rotem Keil, 1984/85
208 x 92,5 cm (zweiteilig)
Bleiverglasung, Echt-Antik-, Opal- und Opakgläser, Schwarzlotmalerei
Glasmalerei Dr. Heinrich Oidtmann, Linnich
Deutsches Glasmalerei-Museum Linnich, Dauerleihgabe der Nordrhein-Westfalen-Stiftung

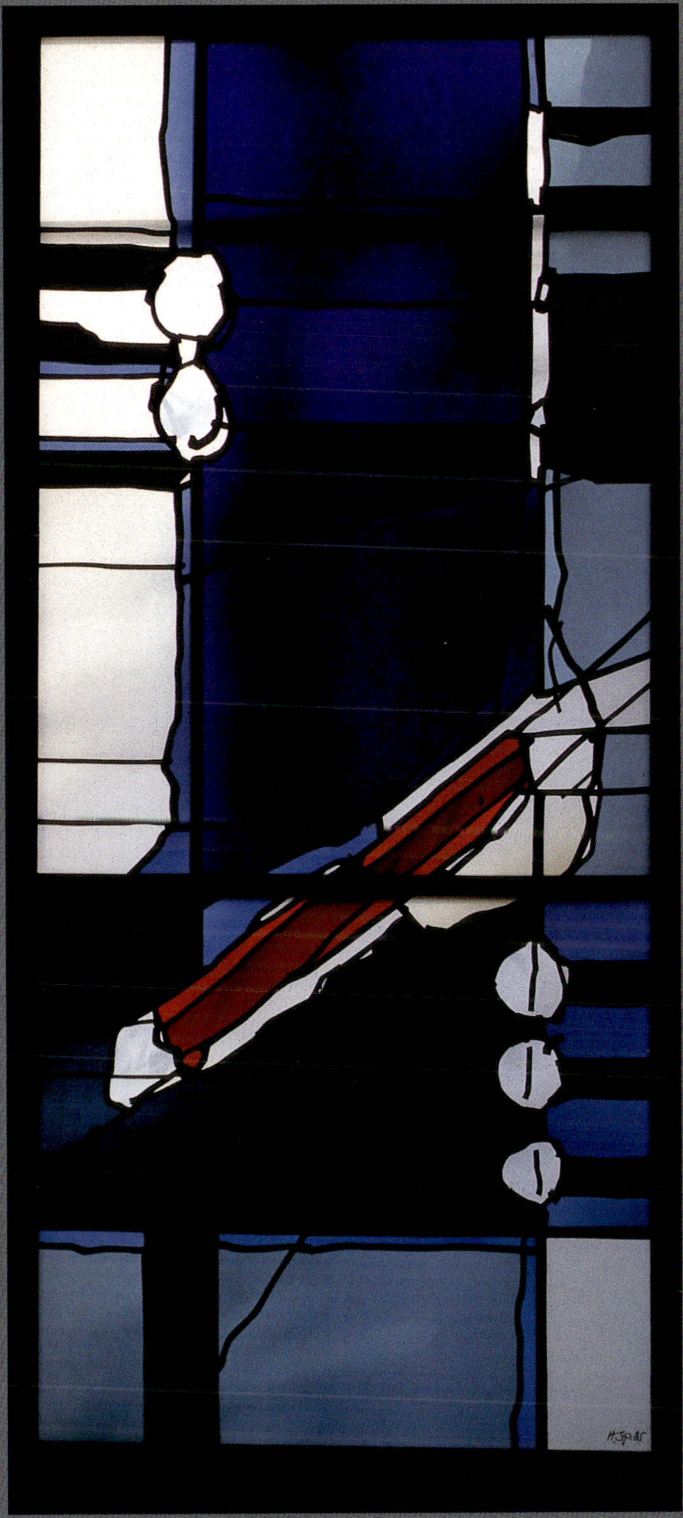

Jochem Poensgen

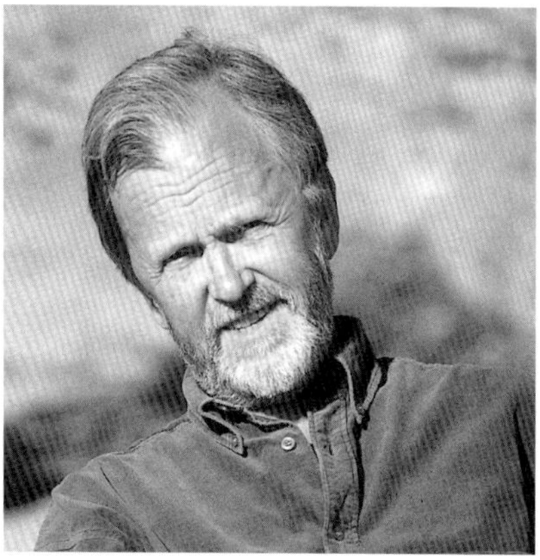

1931 in Düsseldorf geboren
1951 Werkkunstschule Wuppertal; Abbruch des Studiums nach einem Semester
1952–55 längere Studienaufenthalte in Frankreich und Italien; zunehmendes Interesse an Architektur und architekturgebundener Kunst, insbesondere Glasmalerei
seit 1956 freischaffend tätig, vor allem als Entwerfer von architekturbezogenen Glasgestaltungen in öffentlichen Bauten im kirchlichen und säkularen Bereich; Ateliers in Düsseldorf und seit 1991 auch in Soest
seit 1982 Leitung von Workshops in Großbritannien, Kanada, Mexiko, USA und Deutschland
seit 1992 Visiting Professor am Swansea Institute, Faculty of Art & Design (Architectural Stained Glass Dept.), Swansea, Großbritannien

Lit.: *Architectural Stained Glass*, ed. Brian Clarke, London 1979, S. 132 ff.; *Jochem Poensgen. Glaskonst i Architekturen*, Ausstellungskatalog, Växjö Glasmuseum (Schweden), 1991; *Jochem Poensgen – Glaskunst für Architektur*, Ausstellungskatalog, Glasmuseum Immenhausen, 1992; Horst Schwebel, *Jochem Poensgens Modell einer Integration von Kunst im Kirchenraum*, in: Kunst und Kirche, 4/94, S. 235 ff.; Lutz Haufschild, *Jochem Poensgen. The New Work: Living Enlightened vs. The Ultimate Artistic Statement*, in: Glass Artist Magazine, 4/95, S. 6 ff.; Ralph Johannes, Jochem Poensgen, Heinz Dohmen, *Diskussion: Architektur ist, wenn es stimmt*, in: Das Münster, 1/97, S. 71ff.

28 Jochem Poensgen

Auferstehung, 1982
231,5 x 124,5 cm (sechsteilig)
Bleiverglasung, Opakgläser, Schwarzlotmalerei
Glasmalerei Dr. Heinrich Oidtmann, Linnich
Deutsches Glasmalerei-Museum Linnich, Dauerleihgabe der Nordrhein-Westfalen-Stiftung

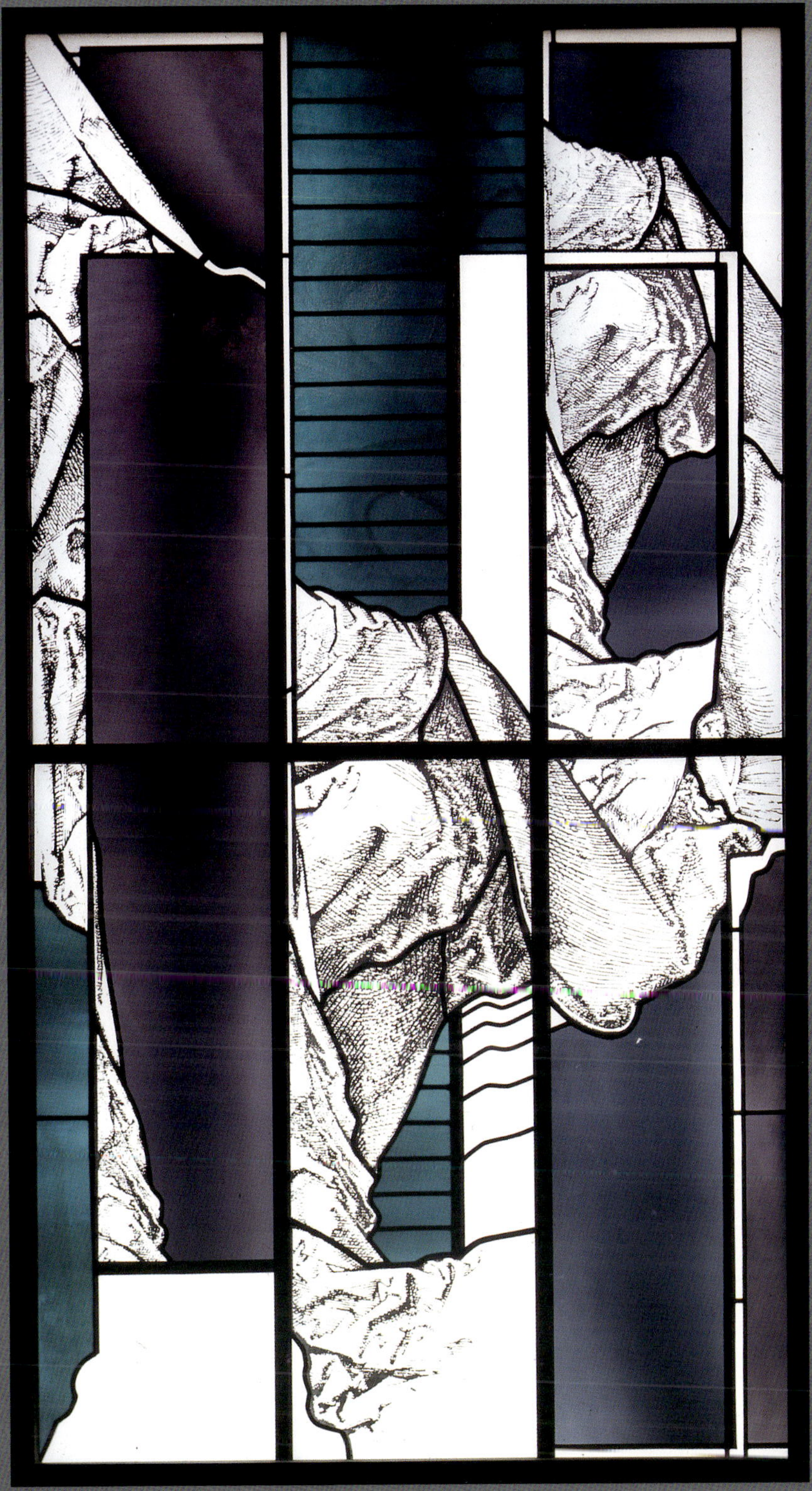

29 Jochem Poensgen

Zwischen den Zeilen I, 1990
187 x 61 cm
Bleiverglasung, Überfanggläser,
geätzt
Hein Derix KG Kevelaer
Archiv Hein Derix KG Kevelaer

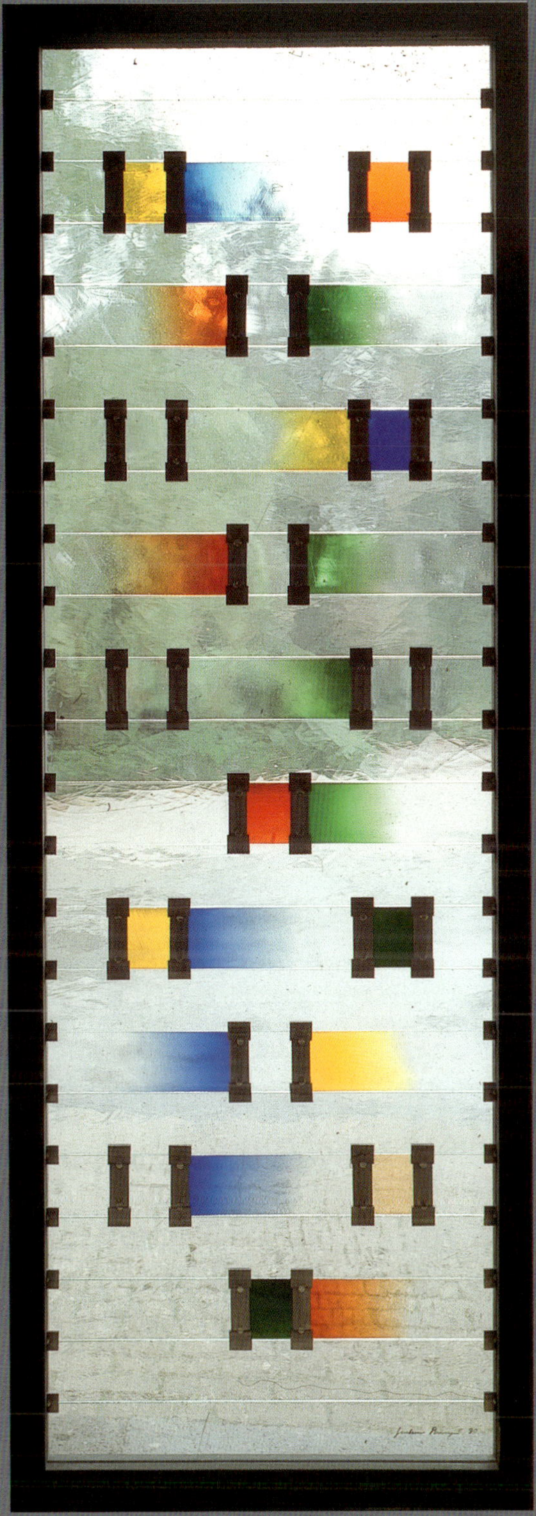

Johannes Hewel

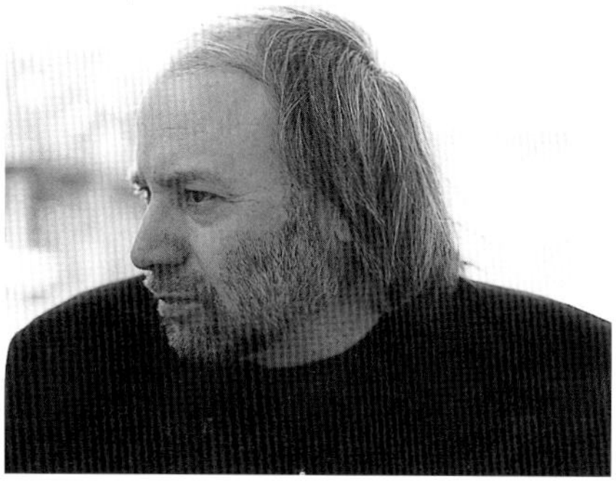

1947 in Geisenheim am Rhein geboren
1968–75 Studium der Geschichte und Kunstgeschichte in Frankfurt a. M. und Stuttgart
1969–74 Studium an der Staatlichen Akademie der Bildenden Künste Stuttgart
1975–93 freier Maler
seit 1993 Professur für Glasgestaltung und Malerei an der Staatlichen Akademie der Bildenden Künste Stuttgart

Lit.: *Johannes Hewel. Glasmalerei 1970–1993*, Ausstellungskatalog, Städtische Museen Heilbronn, 25.6.–8.8.1993; *Johannes Hewel. Linolschnitte*, Ausstellungskatalog, Städtisches Kunstmuseum, Spendhaus Reutlingen, 15.6.–14.7.1996

30 Johannes Hewel

Algunas Ideas, 1982
91 x 65 cm
Echt-Antikglas, Schwarzlotmalerei, teilweise ausradiert
Stadt Langen, Museum für Zeitgenössische Glasmalerei Langen

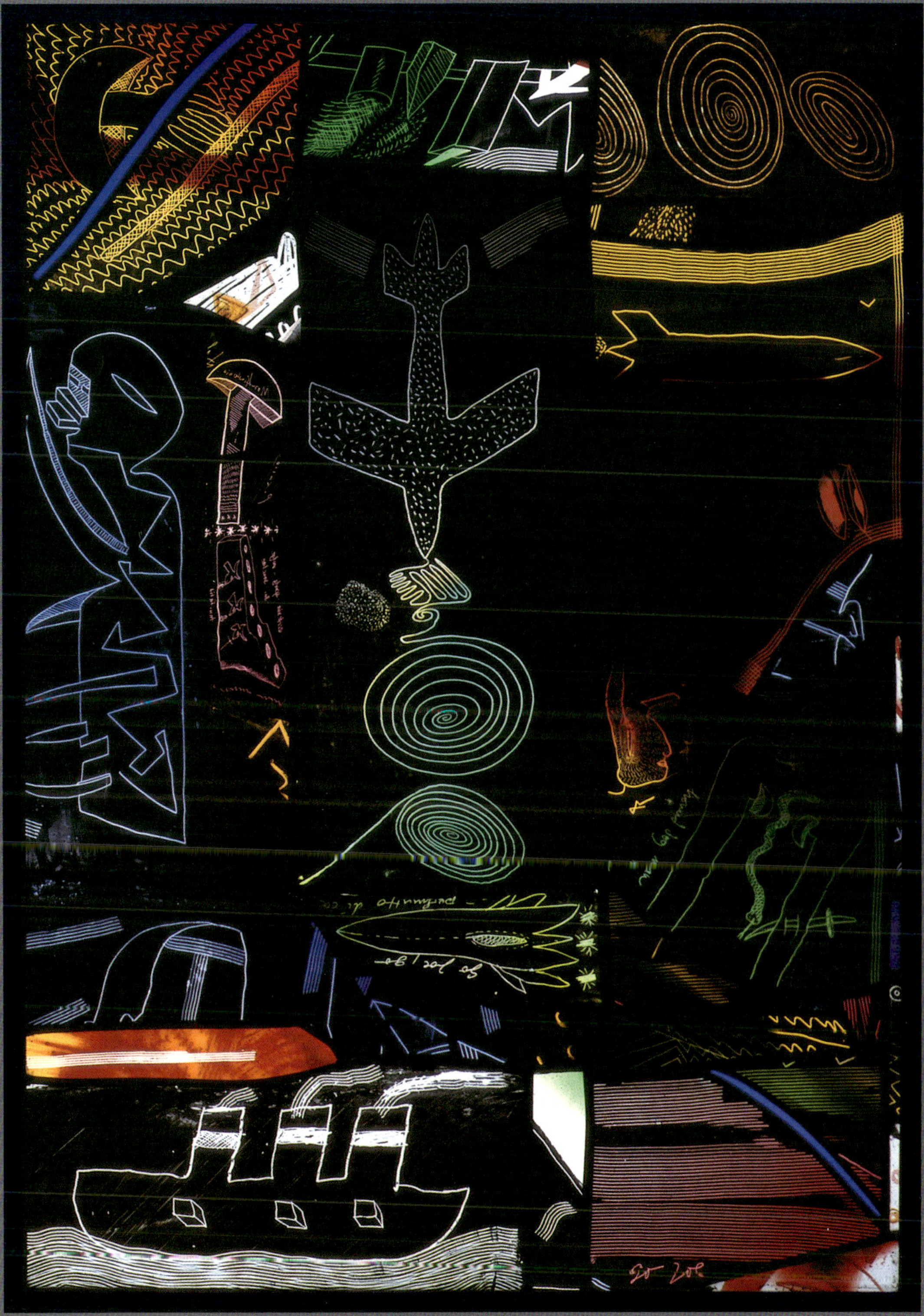

31 Johannes Hewel

Ajodhya / Palaver, Ajodhya /
Palimpsest, Ajodhya / Papst,
Ajodhya / Pogrom, 1993
je 73,5 x 25,5 cm
Echt-Antikglas, Scharzlotmalerei
Johannes Hewel / Glasmalerei
V. Saile, Stuttgart
Johannes Hewel

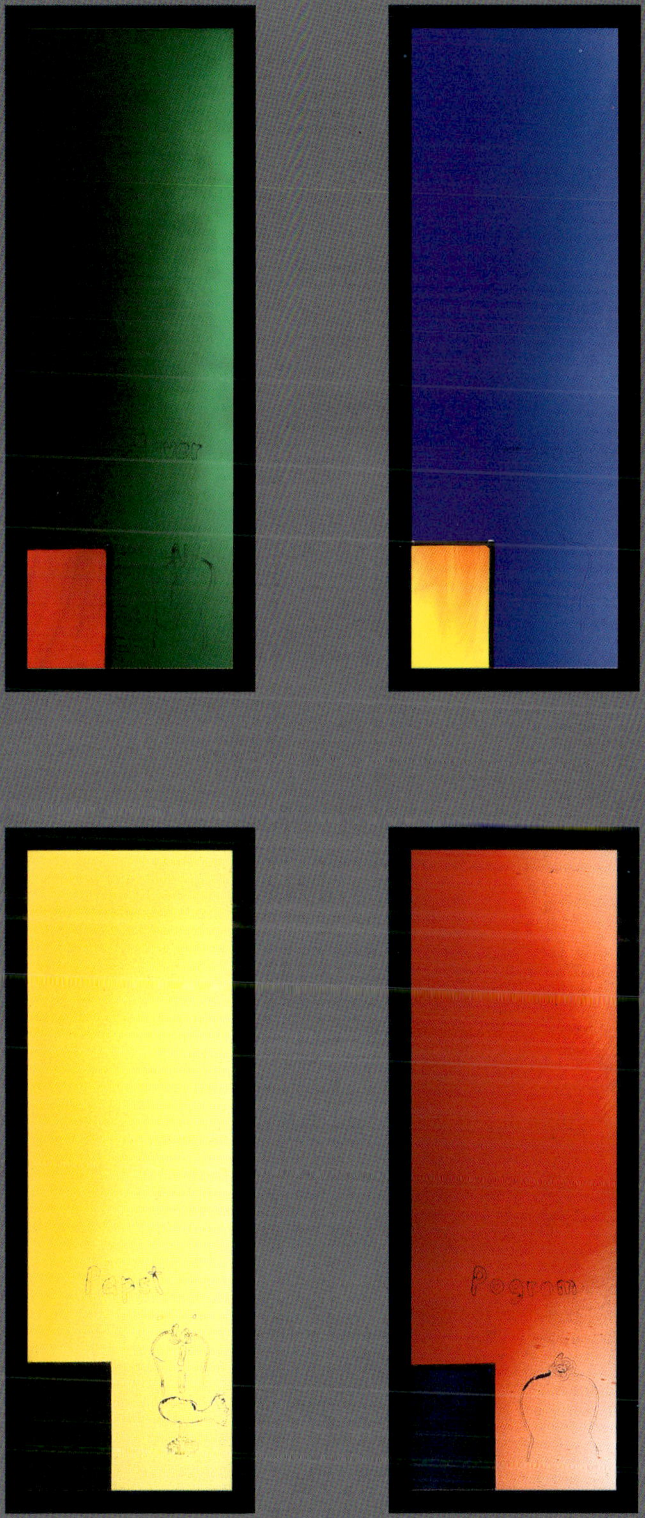
Papst
Pogrom

Emil Wachter

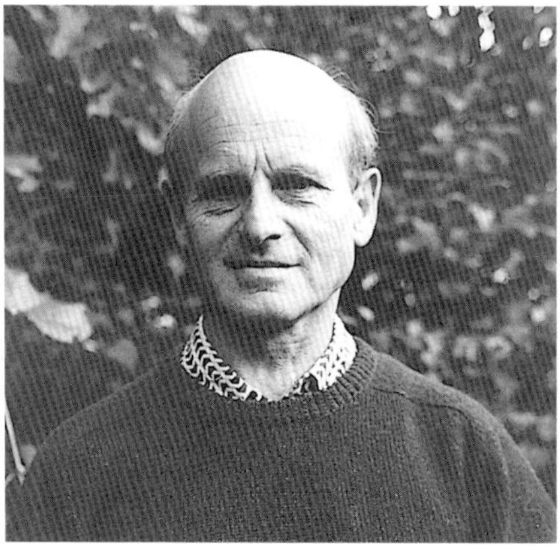

1921 in Neuburgweier bei Karlsruhe geboren
1940 Beginn des Studiums der Theologie und Philosophie am Theolog. Konvikt St. Borromäus in Freiburg im Breisgau
1943 Beginn der Ölmalerei
1944–46 Kriegsgefangenschaft in Frankreich
1948 Aufgabe der theologischen Laufbahn nach Abschluß des Studiums
1949–54 Studium an der Kunstakademie in Karlsruhe bei Karl Hubbuch, Carl Trummer und Erich Heckel
1949 erstes Glasmosaik
1950 Beginn der Freundschaft mit Wilhelm Geyer
1958–63 künstlerischer Lehrer für Malerei an der Kunstakademie in Karlsruhe
1959 erste Betonglas-Arbeit
1963 Bekanntschaft mit Otto Dix
1979–85 Mitgliedschaft im Zentrum deutscher Katholiken
1983 Ernennung zum Professor

Lit.: *Die Bilderwelt der Autobahnkirche Baden-Baden*, mit Beiträgen von Alfons Dreissler, Herbert Schade und Emil Wachter, Freiburg / Basel / Wien 1980; *Emil Wachter. Glasfenster*, Ausstellungskatalog, Städtische Galerie Karlsruhe im Landesgewerbeamt Karlsruhe, 5.7.–24.8.1986; *Emil Wachter. Malerei und Zeichnungen 1955–1995*, Ausstellungskatalog, Badischer Kunstverein, 8.–31.3.1996

32 Emil Wachter

Josef und Potiphars Frau / Moses tötet den ägyptischen Aufseher (oben), Moses im Disput mit zwei Israeliten (unten), St. Josef, Hörnum, Sylt, 1983
je 179 x 114 cm (Rahmenmaß, vierteilig)
Bleiverglasung, Echt-Antikgläser, Schwarzlotmalerei
Glasmalerei-Werkstätte Peter Meysen, Heidelberg

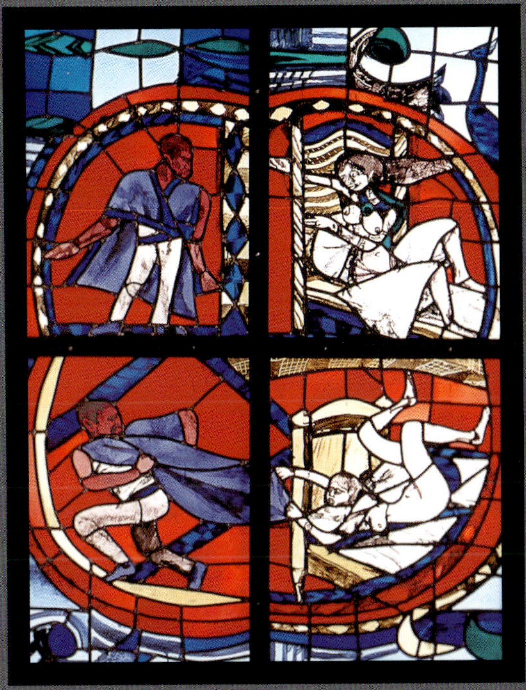

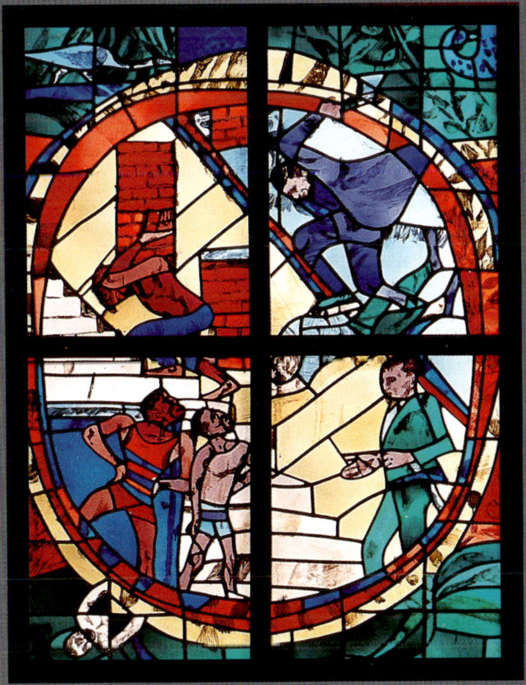

Florian Lechner

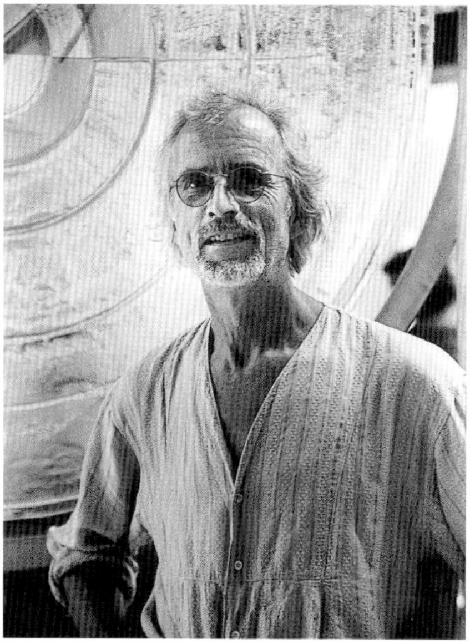

1938 in München geboren
1957–62 Studium der Malerei an der HfBK Kassel bei Fritz Winter
1958–63 Studium der Malerei und der Plastik bei Joseph Lacasse in Tournai und Paris
1963–66 Ausbildung in Glastechnik in Chartres, Paris, Reims und Amsterdam sowie an der Glasfachschule Hadamar; Aufbau der künstlerischen Werkstätten der Glasindustrie J. Winter & Co., München
1967 eigene Werkstatt »Glas + Form« in Neubeuern am Inn
1967–84 künstlerische Werkstätten am Schloß Neubeuern am Inn: Glas, Malerei, Druck + Radierung, EXPN (Film + Theater)
1968 erste Klang-Glas-Skulptur
seit 1969 Ausstellungen im In- und Ausland
1980 Patentanmeldung für Sicherheitsglas; Verlegung der Werkstatt nach Urstall am Inn
1990 Patentanmeldung für metallische Glasdurchführungen

Lit.: Peter Schmitt, *Florian Lechner. Transit. Einige Beobachtungen zur Glaskunst Florian Lechners*, in: Antidoron Jürgen Thimme, Karlsruhe 1982, S. 185 f.; *Florian Lechner. Gläsern*, Ausstellungskatalog, Städtische Galerie Rosenheim, 1983; *Florian Lechner. Glaszeit. Arbeiten in Glas 1970–1986*, Ausstellungskatalog, Nußdorf/Inn, 1986; *Harmonie der Gläser – L'harmonie des verres. Karl-Martin Hartmann, Florian Lechner, Udo Zembok, Michel Caron, Henri Guerin, Louis-René Petit*, Ausstellungskatalog, Centre International du Vitrail, Saverne, 19.10.–24.11.1991

33 Florian Lechner

Chartres I und II, 1986
Glas: je 145 cm Ø, Stahlrahmen: je 278 x 163 cm
Optisches Rohglas, mehrschichtig über Form geschmolzen
Glas + Form, Florian Lechner, Nußdorf

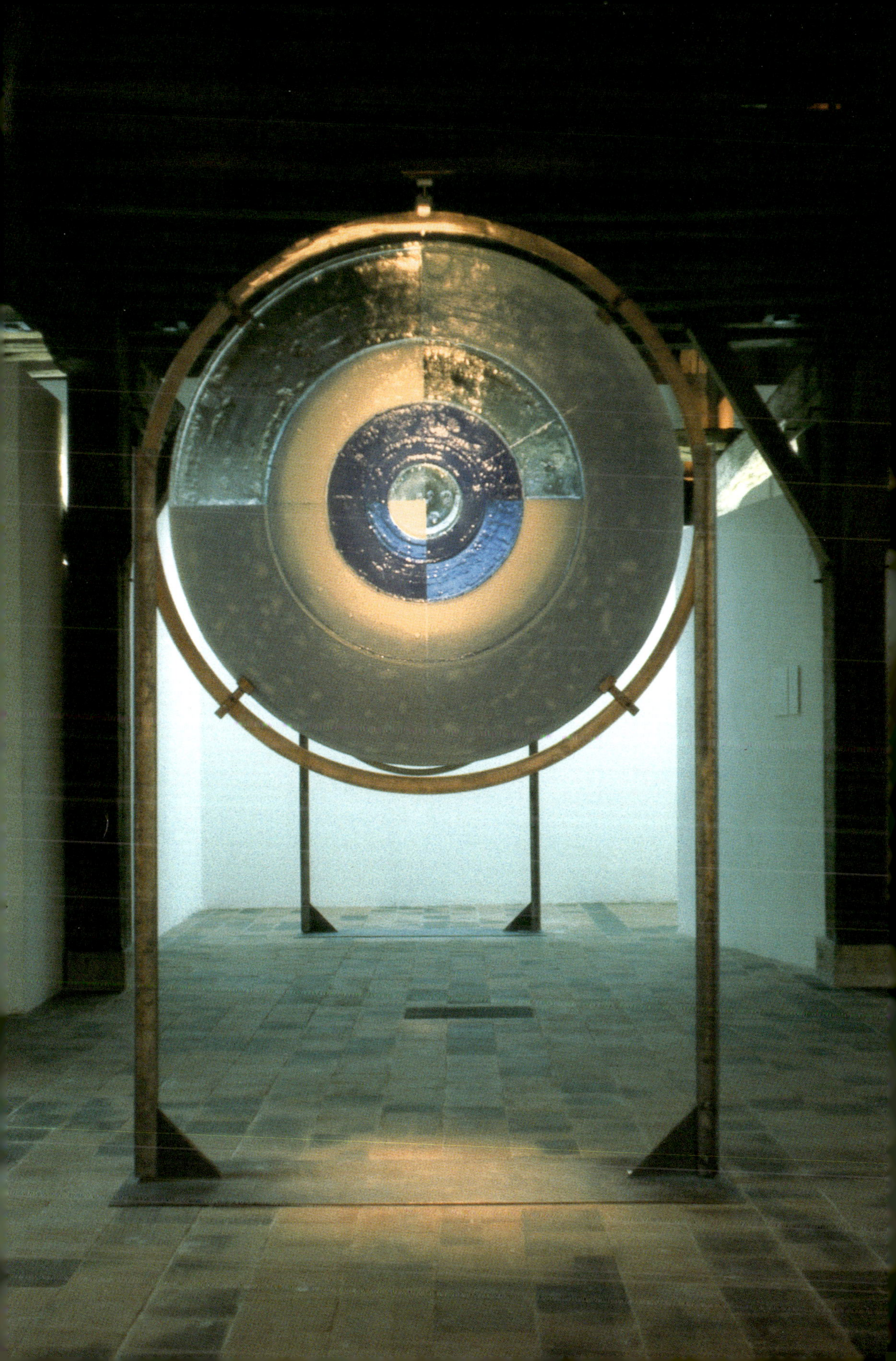

Diether F. Domes

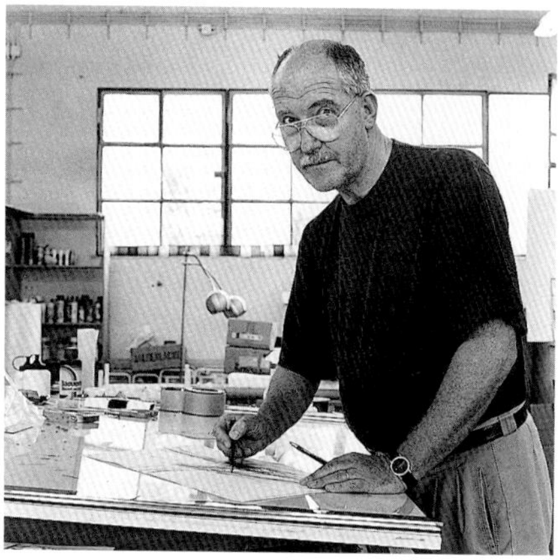

1939 in Witteschau, Sudetenland, geboren
1946 Übersiedlung nach Hessen
1958–59 Glasfachschule Hadamar
1959–63 Werkkunstschule Kassel; Einrichtung einer Klasse für Wand- und Glasmalerei
1963–64 freier Mitarbeiter bei Berthold Müller-Oerlinghausen in dessen Mosaikwerkstätten in Kressbronn
1964–66 Akademie Karlsruhe; Abschluß als Meisterschüler bei Georg Meistermann
1964–85 wiederholte Gespräche und Begegnungen mit Julius Bissier und Georg Muche
1975 Übersiedlung von Kressbronn nach Langenargen
seit 1975 Mitglied Deutsches Farbenzentrum, Berlin
1981–85 geschäftsführendes Vorstandsmitglied der Sezession Oberschwaben-Bodensee
1996 Berufung als ordentliches Mitglied in die Sudetendeutsche Akademie der Wissenschaft und Kunst, München

Lit.: *Diether F. Domes. Werkübersicht 1963–1990*, Museum Langenargen am Bodensee, 1990; *Gegenüberstellungen. Kunsthandwerk gestern und heute*, Ausstellungskatalog, Badisches Landesmuseum, Karlsruhe, 1991; *Botschaft Bild*, Ausstellungskatalog, Deutsche Gesellschaft für christliche Kunst, Düsseldorf, Kreuzgang der Maximilianskirche, 1992; Suzanne Beeh-Lustenberger, *Die Fenster der Kirche St. Barbara, Idar-Oberstein*, in: Das Münster, 2/93, S. 134 ff.; Suzanne Beeh-Lustenberger, *»Übersee bzw. Überseh«. Eine Ausstellung der Werkstätten für Glasmalerei Norbert Sattler in Scheuring/Bayern*, in: Das Münster, 1/96, S. 52f.

34 Diether F. Domes

Ohne Titel, 1992
85 x 92 cm
Opal-Überfangglas, sandgestrahlt
Norbert Sattler, Scheuring
Diether F. Domes, Maler + Glasgestalter

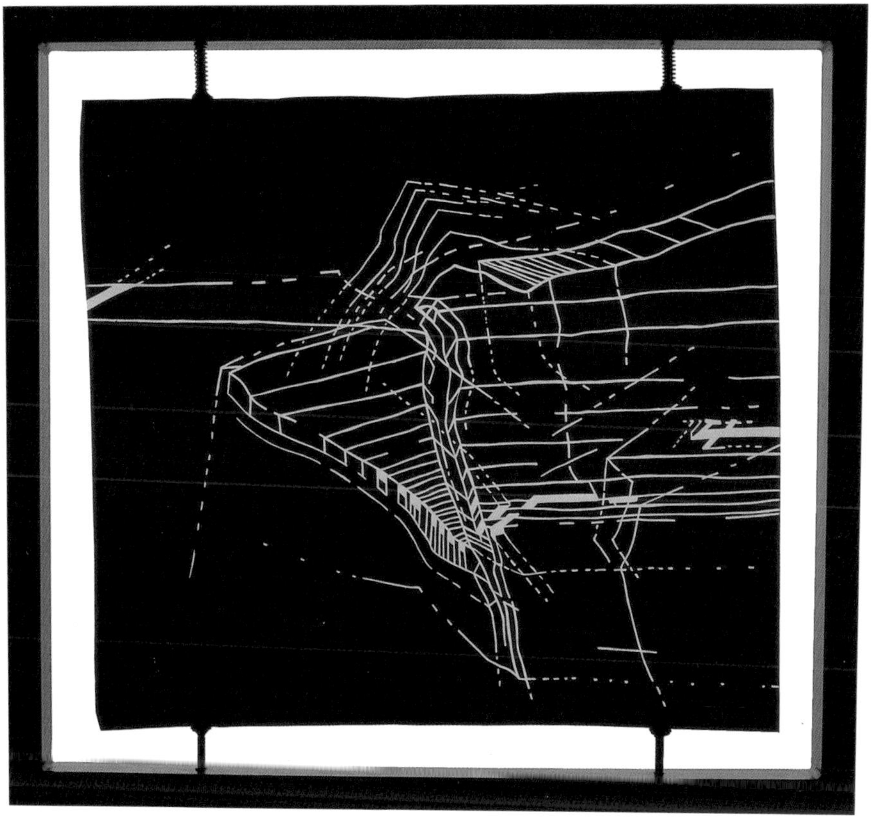

35 Diether F. Domes

Mond kommt und geht ..., 1995
85 x 92 x 6 cm
Schwarzlot-Radierung auf Floatglas, teilweise sandgestrahlt, Glasstab
Norbert Sattler, Scheuring
Diether F. Domes, Maler + Glasgestalter

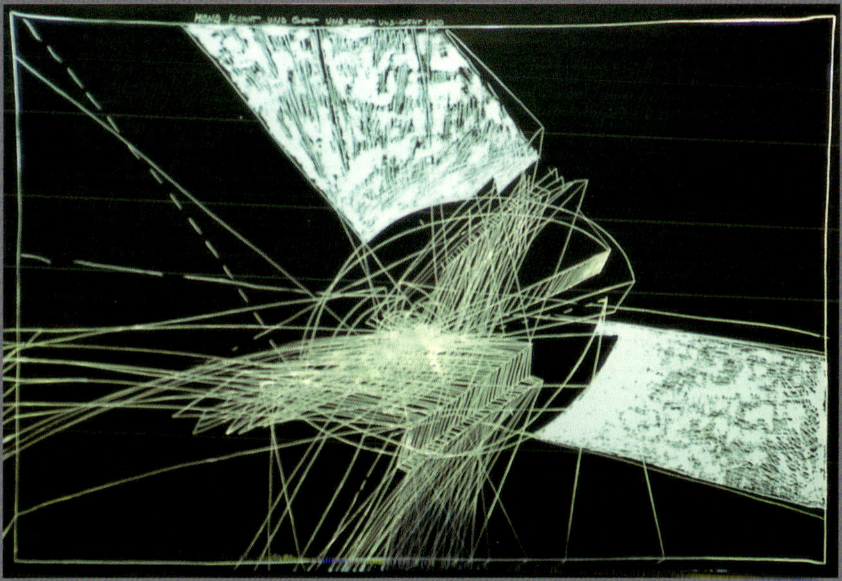

Raphael Seitz

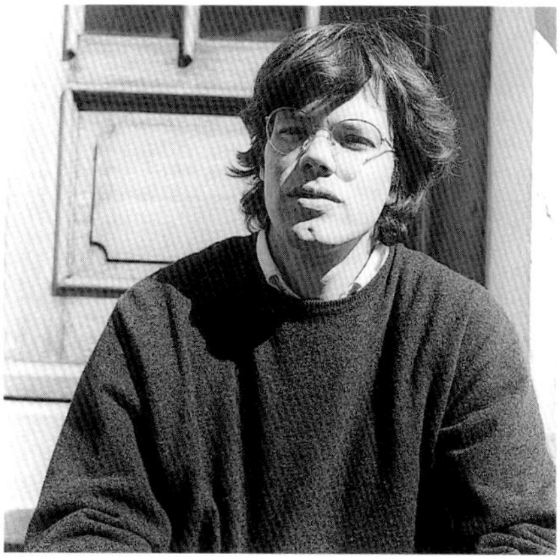

1957 in Heilbronn geboren
1979–88 Studium an der Akademie der Bildenden Künste Stuttgart in den Bereichen Malerei und Glasgestaltung
1980–84 Studium der Kunstgeschichte an der Universität Stuttgart
1980–88 Stipendium der Bischöflichen Studienförderung »Cusanuswerk«
1989–90 Meisterschülerprojekt »Lichtraum« bei Ludwig Schaffrath
lebt und arbeitet als freischaffender Künstler in Heilbronn

Lit.: *Raphael Seitz*, Ausstellungskatalog, Hrsg.: Cusanuswerk, Bonn, 13.6.–13.7.1990; *Klasse Schaffrath. Staatliche Akademie der Bildenden Künste Stuttgart*, Ausstellungskatalog, Berufsakademie Mosbach, 31.5.–4.7.1992

36 Raphael Seitz

Kleine blaue Lichtstele I und II, 1992
je 280 x 100 cm (mit Stahlrahmen, vierteilig)
Bleiverglasung, Echt-Antik-, Opal- und Opakgläser
Glasmalerei Gaiser & Fieber, Stuttgart
Raphael Seitz, Maler und Glaskünstler

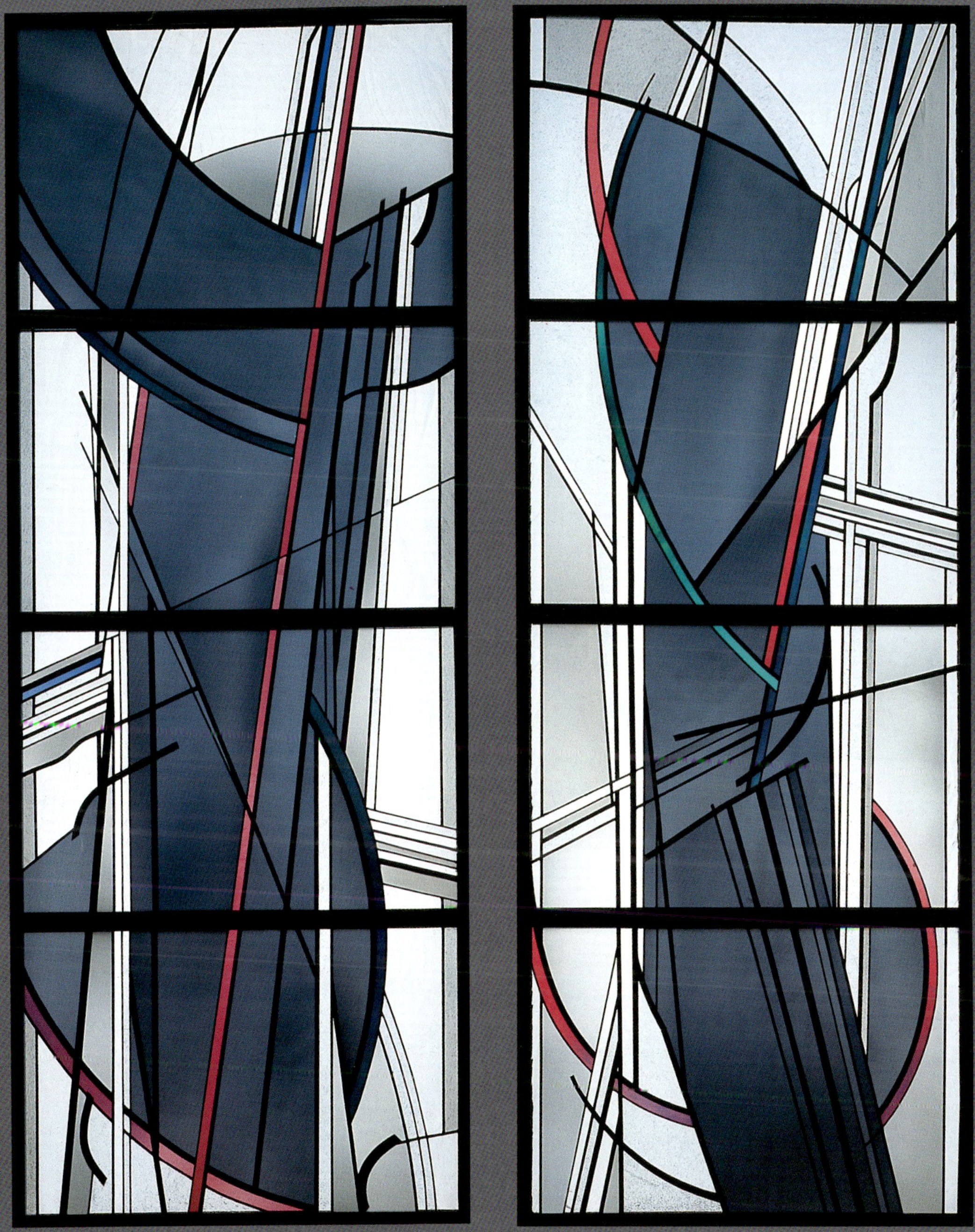

Ursula Huth

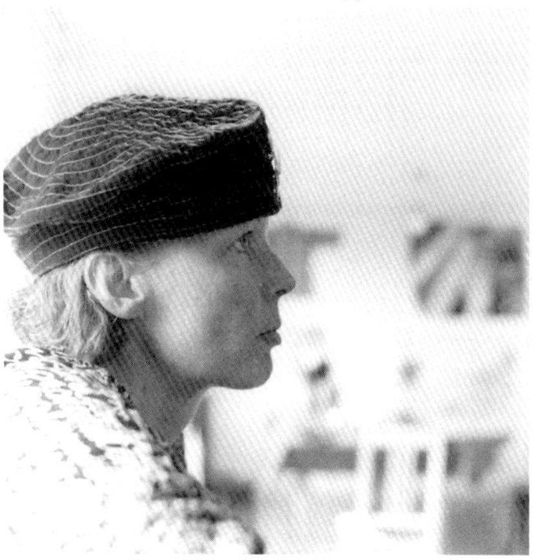

1952 geboren in Ulm
1972–79 Studium der Malerei und Glasgestaltung bei Hans Gottfried von Stockhausen an der Staatlichen Akademie der Bildenden Künste Stuttgart; Studium der Kunstgeschichte an der Universität Stuttgart
1980–82 Studium bei Dale Chihuly an der Rhode Island School of Design, Providence, USA; Leitung der Kurse in Glasgestaltung und Glasmalerei
1981 Assistentenstelle an der Pilchuck School, Seattle, USA
1982 Abschluß als Master of Fine Arts, Skulptur
1983 Gastvorlesungen und Lehrtätigkeit in den USA
1985 Arbeit und Gastvorlesungen u. a. am Royal College of Art, London
1987 Gastdozentin am West Surrey College of Art and Design, Farnham, und am Stourbridge College of Technology and Art, Großbritannien
1993 Lehrtätigkeit in den USA und Japan

Lit.: *Ursula Huth. Painting with Glass*, in: Glass Art Society Journal, 1983/84; Peter Schmitt, *Geometrie und Natur. Glasbilder und Objekte von Ursula Huth*, in: Neues Glas, 1/84, S. 21–26; Reinhard Strüber, *Ursula Huth*, in: Creation Verre, Limoges 1988, o. S.; Peter Schmitt, *Ursula Huth*, in: Glass Work, 1/89, S. 26–31

37 Ursula Huth

Angel series, 1993
65 x 50 cm
Glas, geätzt, sandgestrahlt, Malerei
Ursula Huth

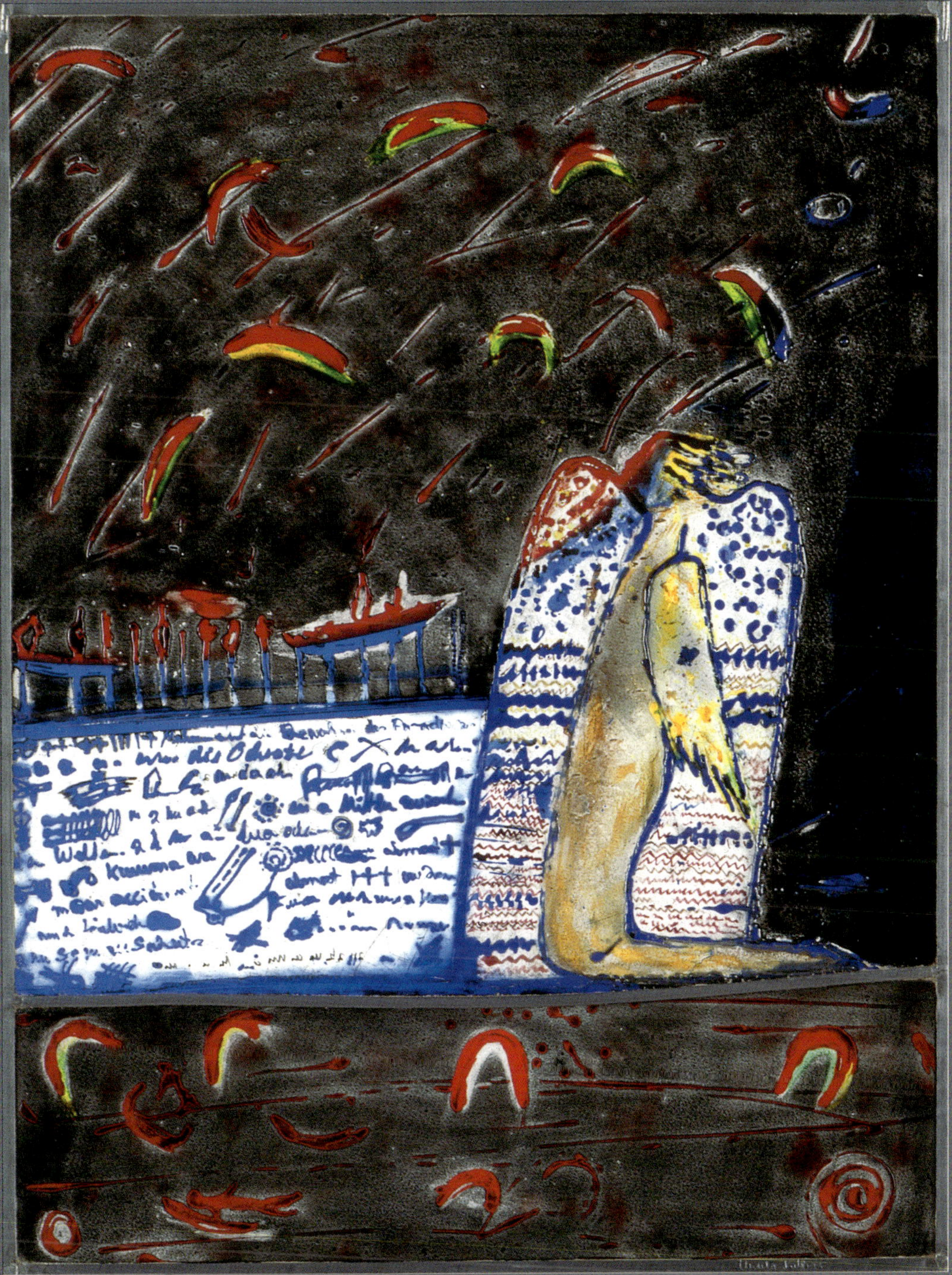

38 *Ursula Huth*

Les hommes bleus II, 1995/96
80 x 60 cm
Glas, geätzt, graviert
Ursula Huth

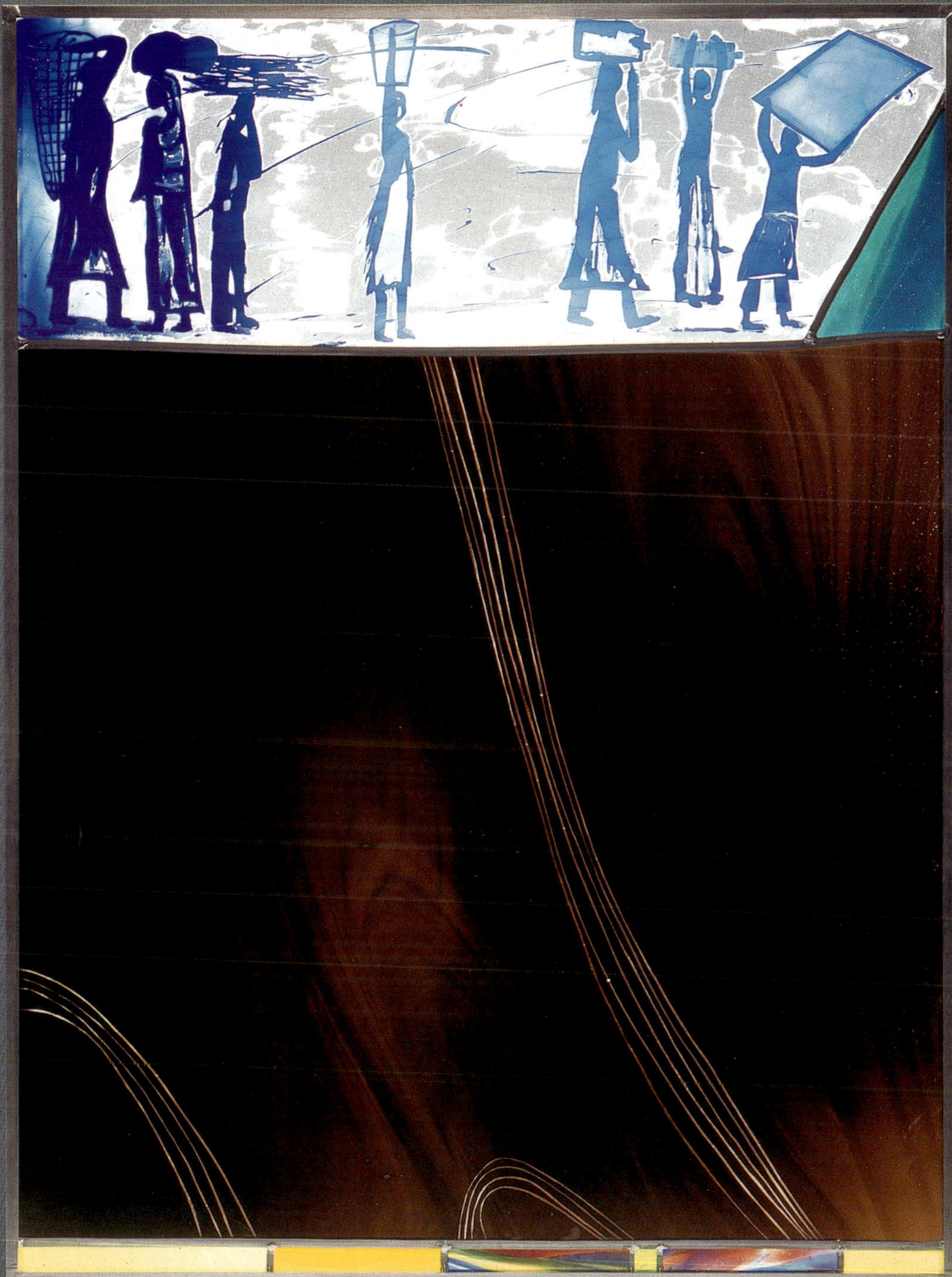

Heinz Mack

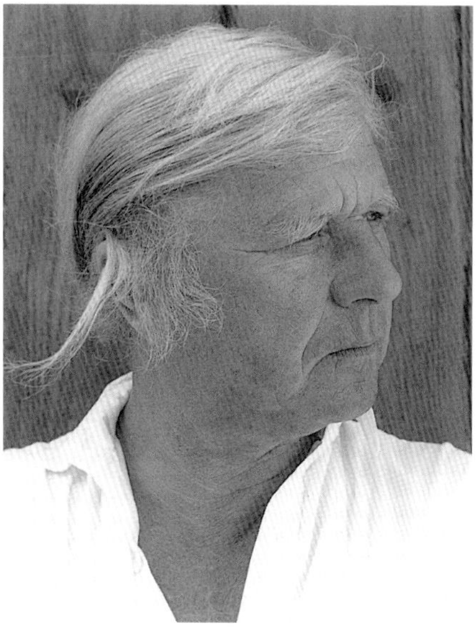

1931 in Lollar, Hessen, geboren
1950–53 Kunstakademie Düsseldorf; Staatsexamen in Kunsterziehung und Werkerziehung
1953–56 Studium der Philosophie an der Universität Köln; Staatsexamen
1955 erstes Atelier in Düsseldorf
1956–58 Begegnungen mit George Mathieu, Jean Tinguely und Yves Klein
1957 Gründung der Gruppe ZERO zusammen mit Otto Piene
1958–59 Begegnungen mit Günther Uecker, Piero Manzoni, Enrico Castellani und Lucio Fontana
1959 Teilnahme an der documenta II in Kassel
1962–63 Aufenthalte in Marokko und Algerien; erste Lichtexperimente in der Wüste
1964 Teilnahme an der documenta III in Kassel; Atelier in New York; Begegnung mit Barnett Newman
1966 Auflösung der Gruppe ZERO
1967 »Farblichtkrone« im Deutschen Pavillon auf der Weltausstellung in Montréal
seit 1967 Atelier und Wohnsitz in Mönchengladbach
1968–92 Mitglied der Akademie der Künste, Berlin
1970 Professur in Osaka, Japan; Mitarbeit am Deutschen Pavillon auf der Weltausstellung in Osaka; Teilnahme an der XXXV. Biennale in Venedig
1989 Ausstattung der Kapelle des Erzbischöflichen Collegium Marianum in Neuss
1995 Ausstattung der Kapelle St. Elisabeth in Mettmann

Lit.: Karin Thomas, *Heinz Mack*, Recklinghausen 1975 (= Monographien zur rheinisch-westfälischen Kunst der Gegenwart, Bd. 48); Dieter Honisch, *Mack. Skulpturen 1953–1986*, Düsseldorf / Wien 1986; *mack in ... Wegweiser zu den Werken von Heinz Mack*, Hrsg.: Ute Mack, Düsseldorf / Wien / New York / Moskau 1992; *Mack. Licht und Farbe für die Kirche*, hrsg. von Friedhelm Hofmann und Karl Ruhrberg, Köln 1996; *Heinz Mack. Im Zeichen der Sternzeit. Neue Bilder – Neue Skulpturen*, Ausstellungskatalog, Galerie Heinz Holtmann, Köln, 25.8.–9.10.1996

39 Heinz Mack

Drei Emporenfenster, Kapelle im Haus St. Elisabeth, Mettmann, 1995
je 39,5 x 39,3 cm
Bleiverglasung, Echt-Antik-Überfanggläser, Echt-Antikgläser, Schmelzfarbenmalerei, geätzt, überzogen und gewischt
Glasmalerei W. Derix, Düsseldorf-Kaiserswerth
Haus St. Elisabeth, Mettmann

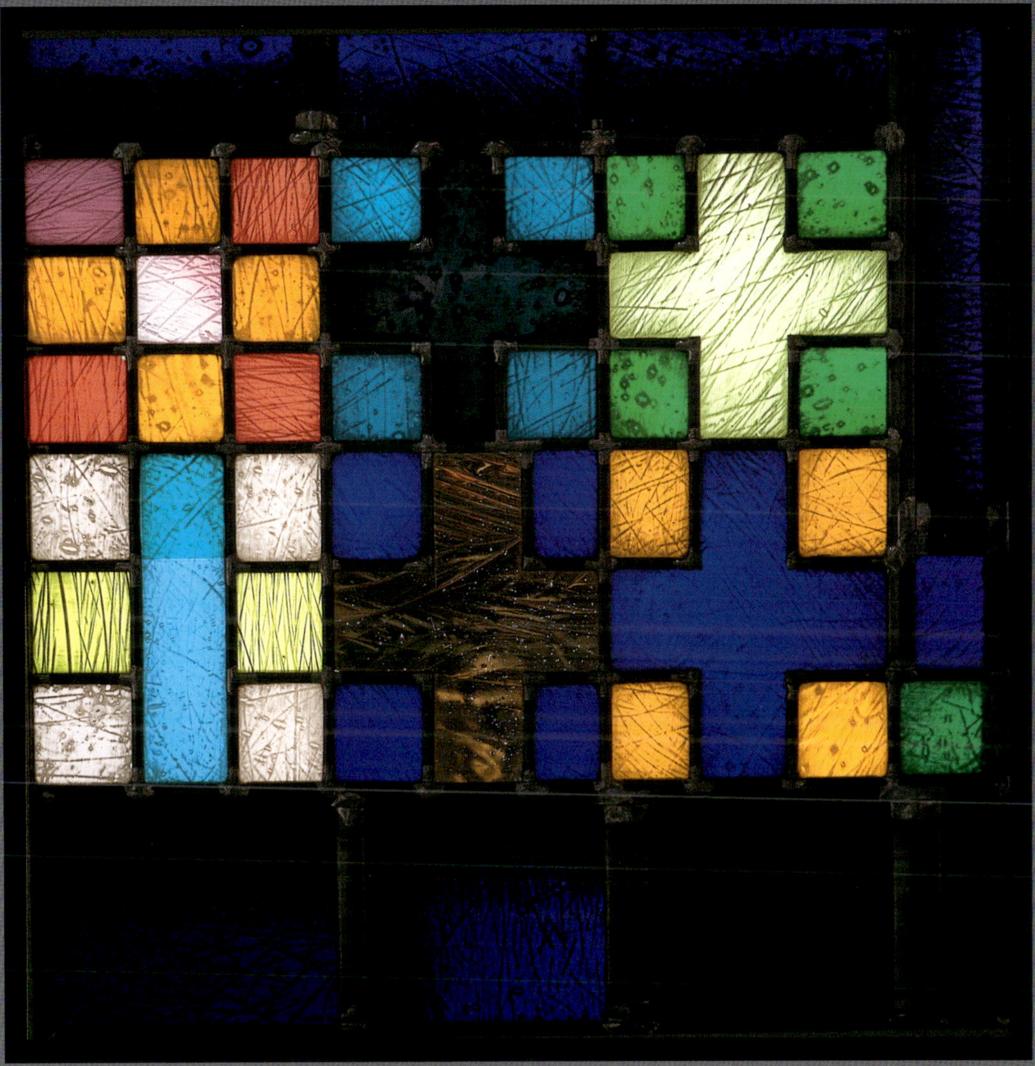

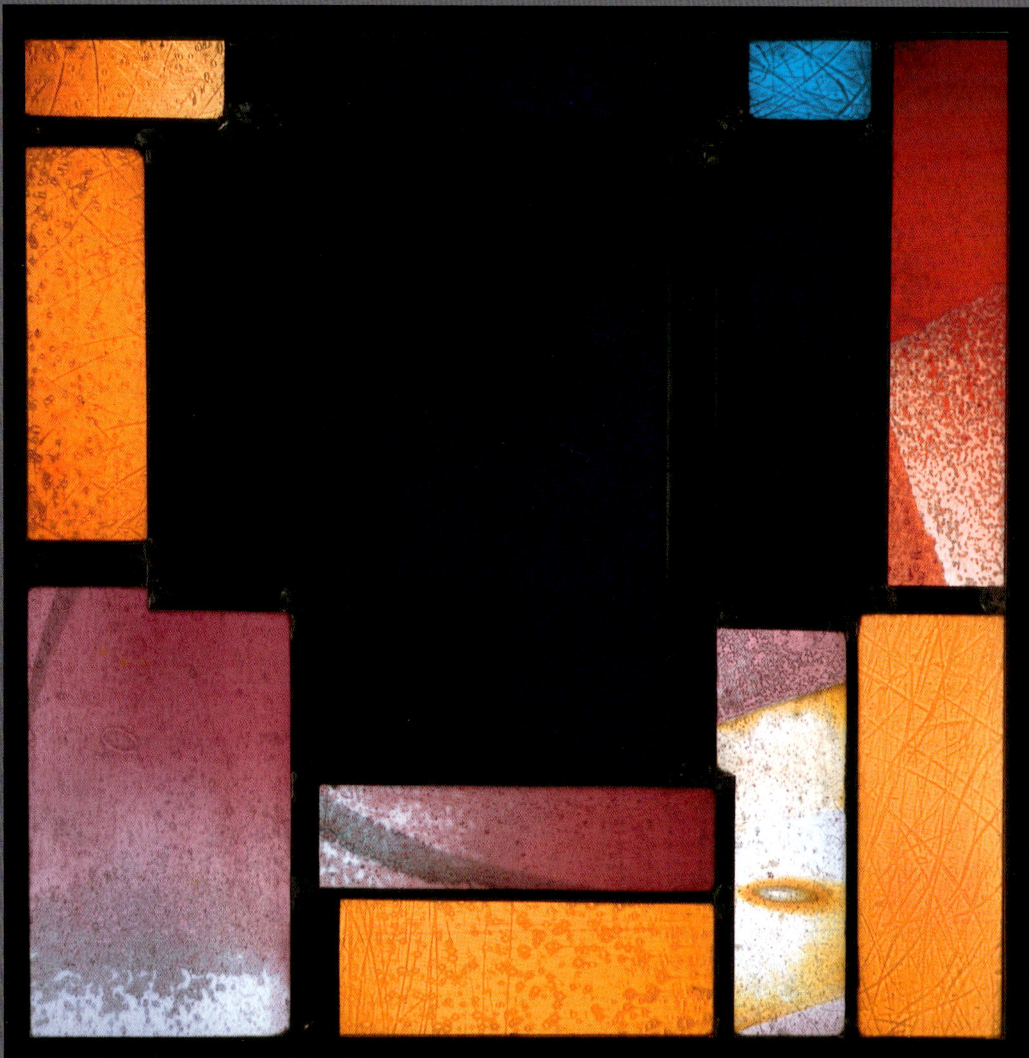

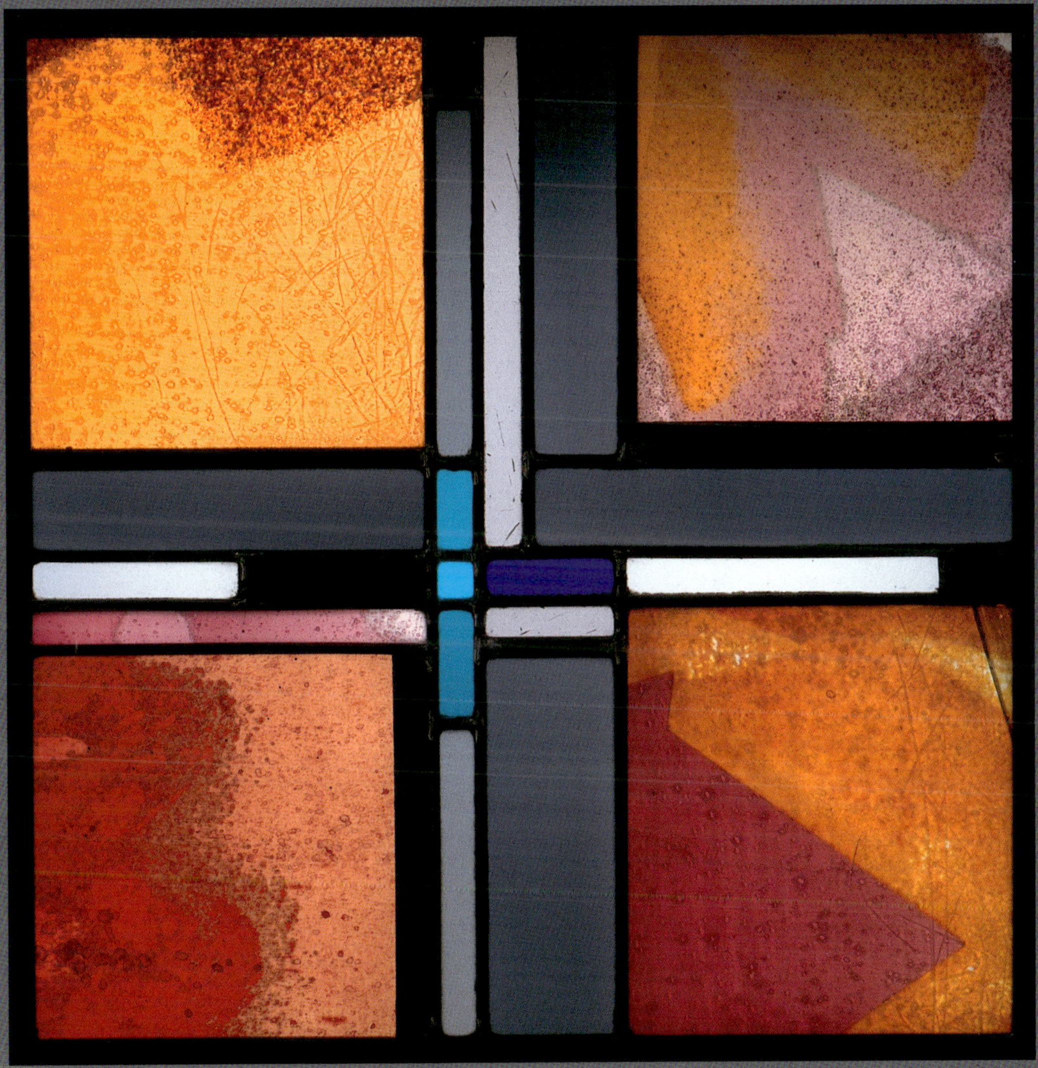

Renate Groß

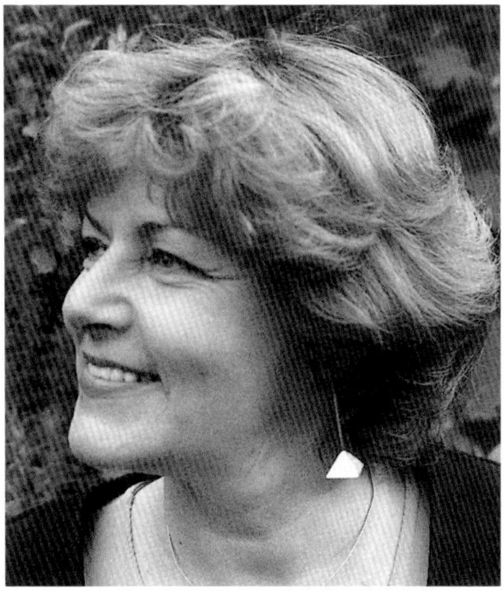

1949 in Bad Tölz geboren
1971–76 Kunststudium für das Lehramt an der Universität München bei Hans Daucher
1975 Beginn freier künstlerischer Tätigkeit
1989 Glasmalerei im Bildwerk, Frauenau, unter der Leitung von Ursula Huth
1991 Kurs an der Pilchuck School of Glass in Stanwood/WA, USA
1992 Gaststudium an der Akademie der Schönen Künste, München, bei Thierry Boissel; Stipendium für einen erneuten Aufenthalt an der Pilchuck School of Glass
1992–95 Assistentin von Thierry Boissel in der Glaswerkstatt der Akademie der Schönen Künste, München
1993–94 architekturbezogene Auftragsarbeiten für Floatglasmalerei
1995–97 Glasobjekte

Lit.: Eva Schmitt, *Renate Groß. Floating Blue*, in: Neues Glas, 1/95, S. 8 ff.

40 Renate Groß

Licht – Erde – Feld, 1995
(Bodenarbeit)
575 x 240 cm
Floatglas, Schmelzfarben, sandgestrahlt
Franz Mayer'sche Hofkunstanstalt, München
Renate Groß

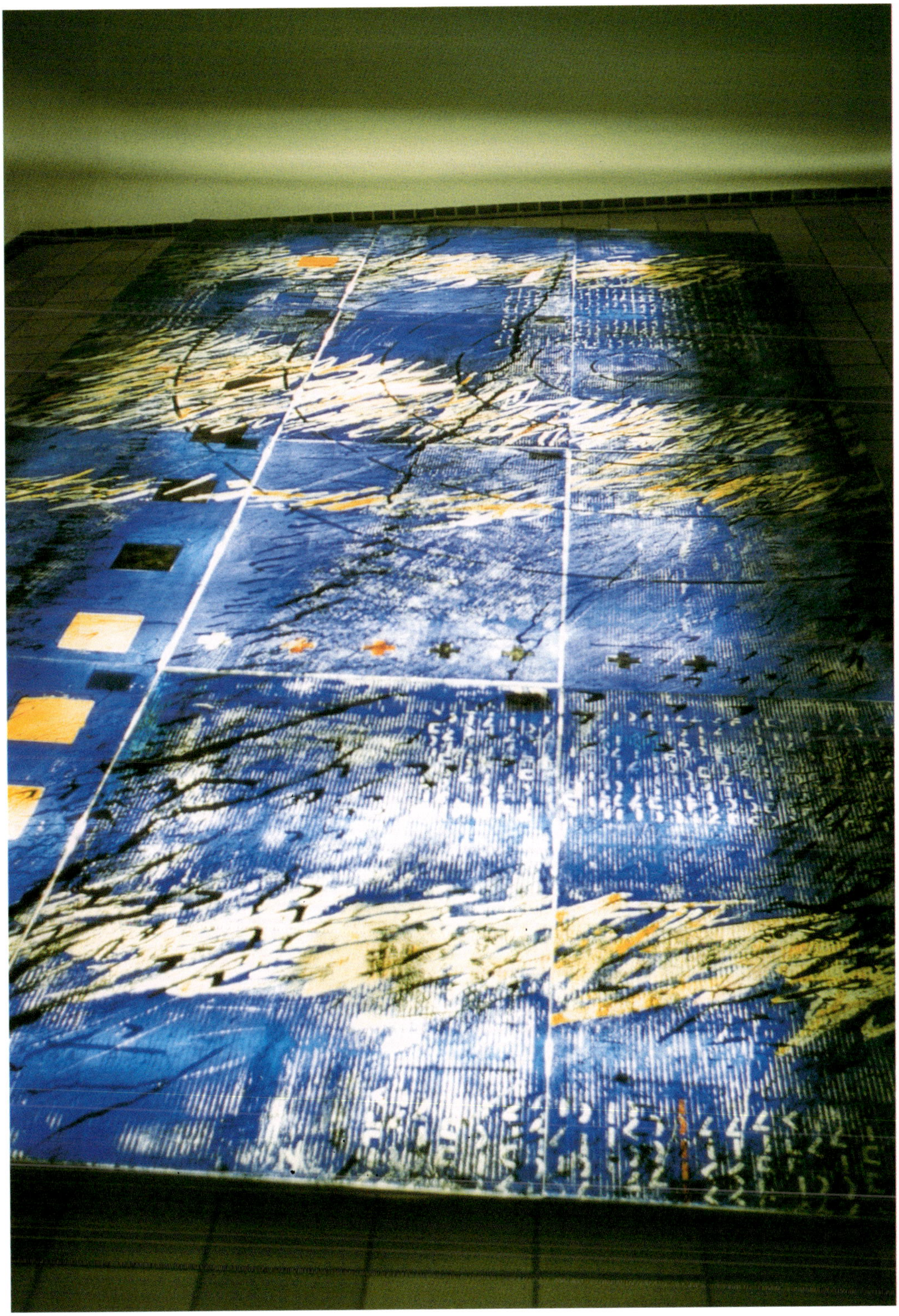

Hella Santarossa

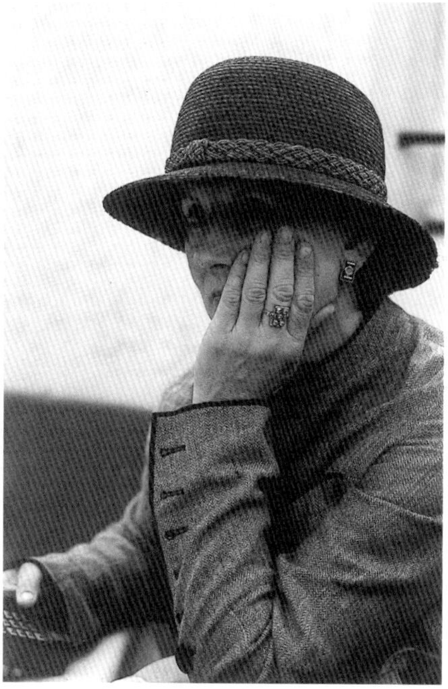

1949 in Düsseldorf als Tochter des Glasmalers Wilhelm Derix geboren
1966 Diplom als Glasmalerin an der Glasfachschule Hadamar
1968 Gründung der Konzeptkunst-Galerie »Art intermedia« zusammen mit ihrem Mann, Renato Santarossa, in Düsseldorf
1973 Übersiedlung nach Berlin; Studium der Freien Malerei an der Hochschule der Künste Berlin bei K. H. Hödicke
1979 Studienabschluß mit dem Meisterschüler; Studium am San Francisco Art Institute, Abteilung Film
1979–81 Mitglied der »Galerie am Moritzplatz«
1980–81 DAAD-Stipendium; einjähriger Aufenthalt in Florenz, zeitweise als Gast in der Villa Romana
1982 Gastvorlesungen an der HdK Berlin
1983 Arbeitsaufenthalt in der Villa Massimo, Olevano; Lehrtätigkeit in Oslo
1984 Reise durch Brasilien; Lehrtätigkeit in London
1990 Studienaufenthalt in Irland; Gastprofessuren in Melbourne
1995 Fertigstellung der Skulptur »Blauer Obelisk« auf dem Theodor-Heuss-Platz, Berlin; Entwürfe für Obelisken in New York, Tel Aviv, Peking und Kapstadt
1997 Erster Preis im Wettbewerb für die Gestaltung der Fenster in der Heilig-Geist-Kirche, Heidelberg

Lit.: *Hella. Malerei und Glas von Hella Santarossa*, Werkstätten für Glasmalerei, Mosaik und Betonglasfenster Wilhelm Derix, Düsseldorf-Kaiserswerth o. J.; Karl Ruhrberg, *Konstruktion und Bewegung. Zu den Glasbildern von Hella Santarossa*, in: Junge Glasmalerei, Kunst und Kirche, 3/90, S. 162 ff.; *Berlin: Umsteige-Bahnhof. Transitwerke von Hella Santarossa*, Ausstellungskatalog, Orangerie Berlin, Schloß Charlottenburg, 19.4.–27.5.1996

41 Hella Santarossa

Potsdamer Platz, 10.11.1989 / 15.04.1996, 1996/97
je 154 x 210 cm (dreiteilig)
Siebdruck auf Floatglas
Druckwerkstatt Künstlerhaus Bethanien/Deutsche Glas Potsdam
Hella Santarossa

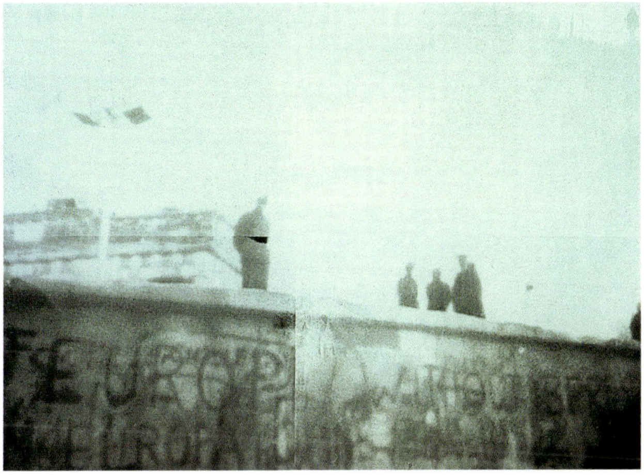

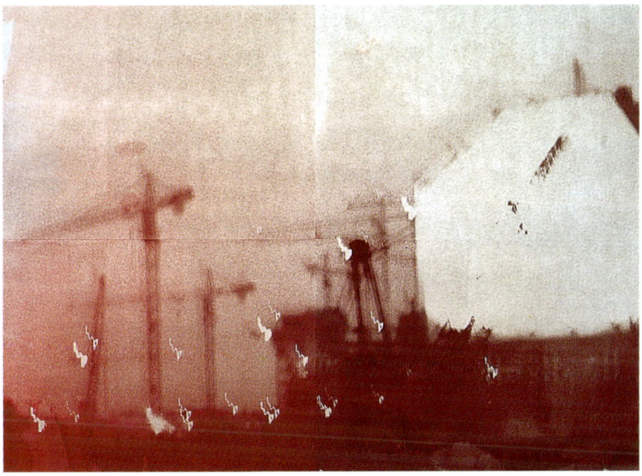

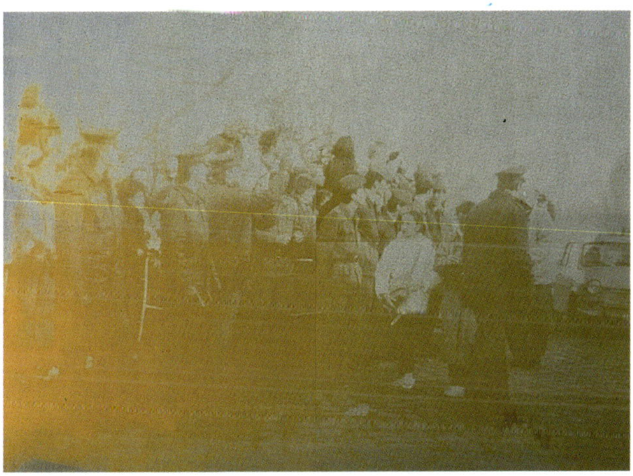

Lukas Derow

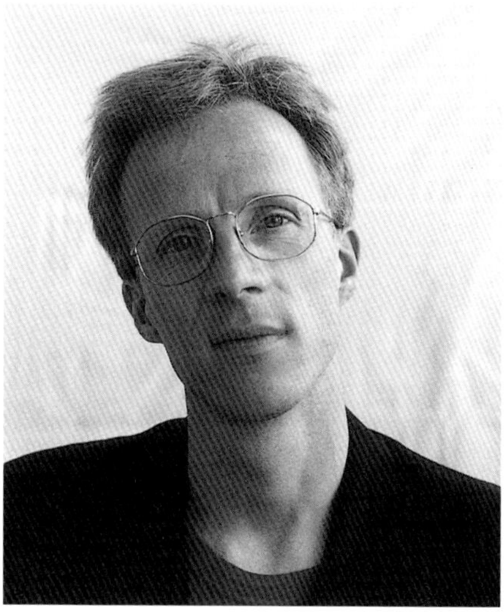

1957 in Homburg, Saar, geboren
1977–80 Besuch der Staatlichen Glasfachschule Rheinbach
1982–85 Studium an der Gesamthochschule Kassel, Fachbereich Freie Kunst
1985–88 Studium an der Städelschen Kunstakademie, Frankfurt am Main, bei Johannes Schreiter und Per Kirkeby
seit 1992 lebt und arbeitet in Stuttgart

Lit.: Hubertus Gaßner, *Grenzbereiche,* in: *Lukas Derow,* Ausstellungskatalog, documenta Archiv, Kassel, 8.10.–3.11.1991, Kunsthaus am Museum, Carola van Ham, Köln, 23.1.–22.2.1992; Eva Schmitt, *Sculpture as Architecture – Architecture as Sculpture,* in: Neues Glas, 1/92, S. 18–25; Stefan Gronert, *Lukas Derow. Raum-Modelle,* in: NIKE – New Art in Europe, No. 50, February/March 1994, S. 28 f.

42 Lukas Derow

Mars Hotel, 1996
67 x 84 x 28 cm
Draht-, Holz- und Glaskonstruktion, Neonbeleuchtung, Kaltglasmalerei, Folienkopien
Lukas Derow

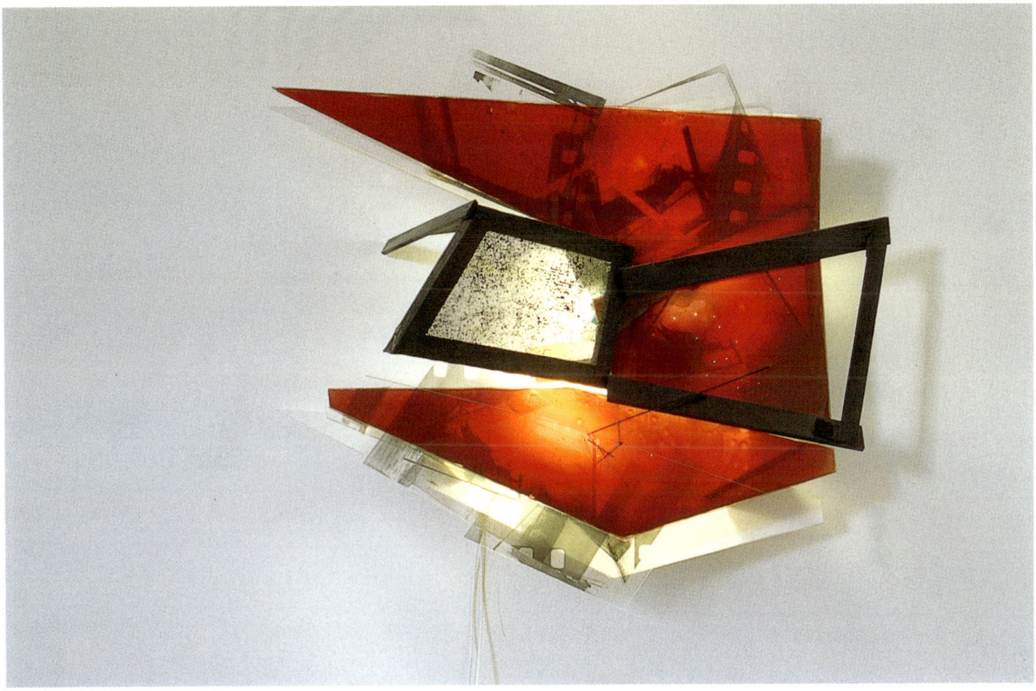

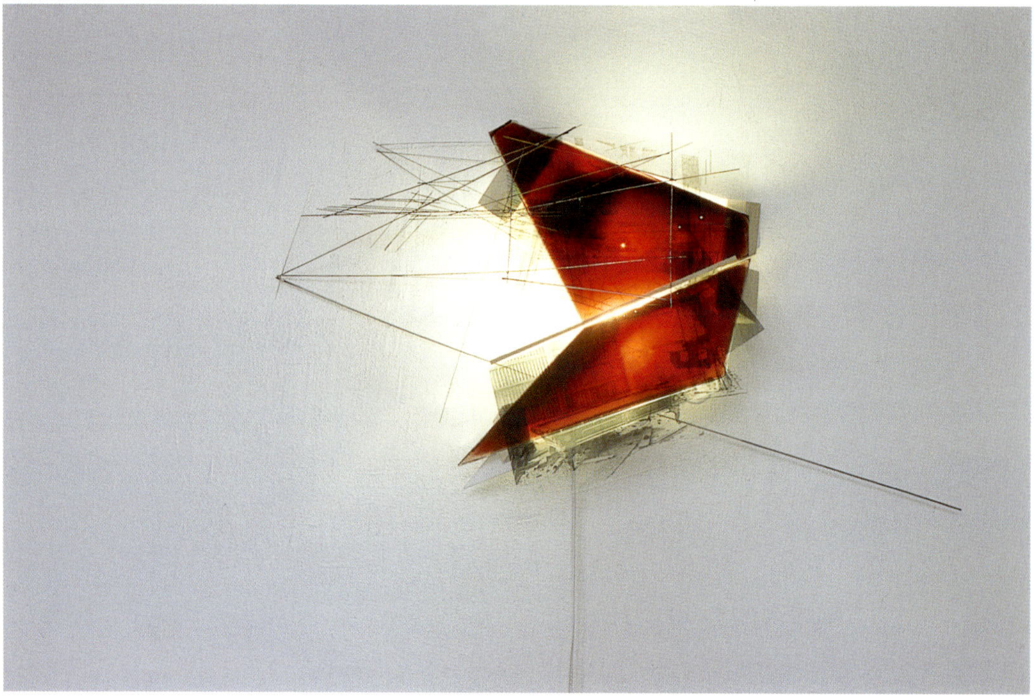

43 *Lukas Derow*

Rotkehlchen, 1996
42 x 74 x 20 cm
Draht-, Holz- und Glaskonstruktion,
Neonbeleuchtung, Kaltglasmalerei,
Folienkopien
Lukas Derow

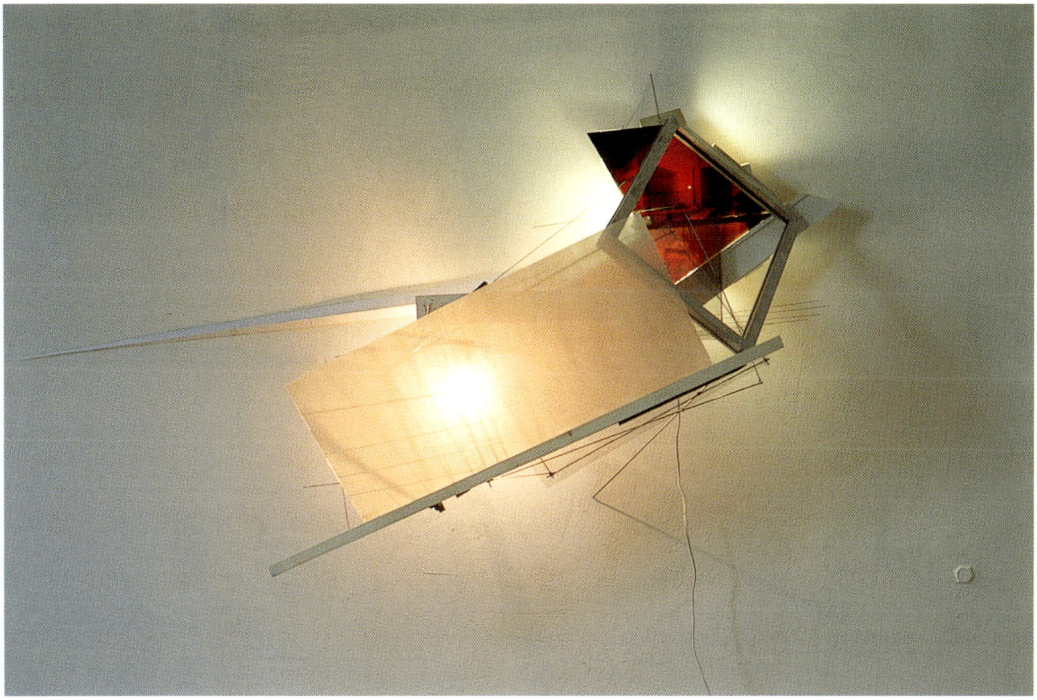

44 *Lukas Derow*

Ohne Titel, 1997
82 x 117 x 40 cm
Draht-, Holz- und Glaskonstruktion, elektrische Beleuchtung, verschiedene Farben auf Floatglas
Lukas Derow

Jürgen Reipka

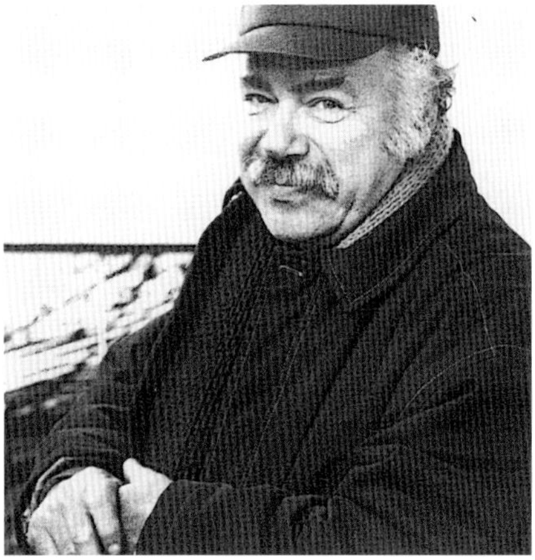

1936 in Hannover geboren
1960–63 Studium an der Kunstschule in Bremen bei Johannes Schreiter
1963–68 Studium an der Akademie der Bildenden Künste in München bei Josef Oberberger
1973 Professur an der Akademie der Bildenden Künste in München
1976–79 Präsident der Akademie

Lit.: *Botschaft Bild*, Ausstellungskatalog, Deutsche Gesellschaft für christliche Kunst, Düsseldorf, Kreuzgang der Maximilianskirche, 1992; *Reipka. Glasfenster für Langenau. Andachtsraum Kreiskrankenhaus in Langenau bei Ulm 1993 und weitere Flachglasmalereien*, München o. J.; Suzanne Beeh-Lustenberger, *»Übersee bzw. Überseh«. Eine Ausstellung der Werkstätten für Glasmalerei Norbert Sattler in Scheuring/Bayern*, in: Das Münster, 1/96, S. 53f.

45 Jürgen Reipka

Gethsemane, Gethsemane-Kirche, Schwabach, 1997
ca. 130 x 180 cm
Echt-Antik-Überfanggläser, Schwarzlotmalerei, sandgestrahlt
Norbert Sattler, Scheuring
(Die Methodik der Ausführung ist gebrauchsmustergeschützt.)
Jürgen Reipka

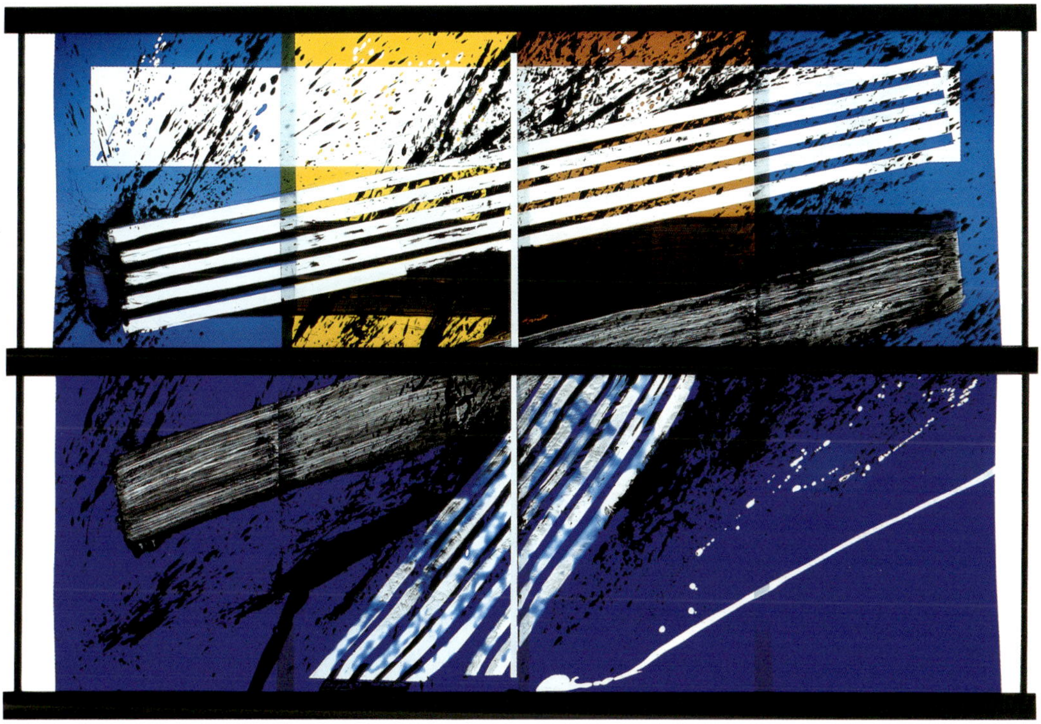

Markus Lüpertz

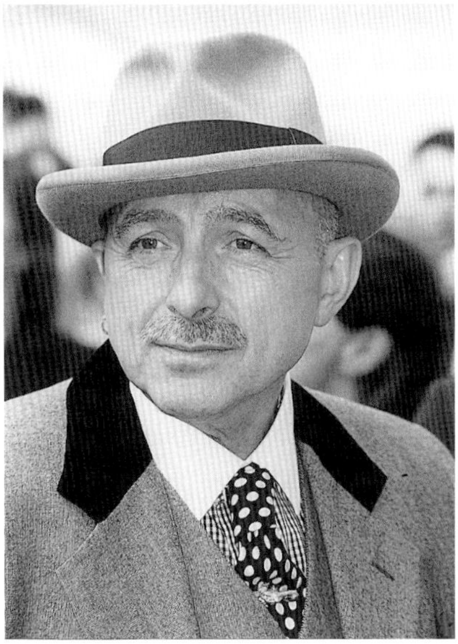

1941 in Liberec (ehemals Reichenberg), Böhmen, geboren
1948 Flucht der Familie nach Rheydt im Rheinland
1956–61 Studium an der Werkkunstschule Krefeld bei Laurens Goosens; Studienaufenthalt im Kloster Maria Laach; Arbeit im Bergbau unter Tage; Studium an der Kunstakademie Düsseldorf; Arbeit im Straßenbau
seit 1961 als freischaffender Künstler tätig
1962 Übersiedlung nach Berlin und Beginn der sogenannten dithyrambischen Malerei
1966 Veröffentlichung von »Kunst, die im Wege steht. Dithyrambisches Manifest«
1970 Preis der Villa Romana; einjähriger Aufenthalt in Florenz; Beginn der »Deutschen Motive«
1976–87 Professur an der Staatlichen Akademie der Bildenden Künste in Karlsruhe
1982 Teilnahme an der documenta VII in Kassel
1986 Professur an der Kunstakademie Düsseldorf
seit 1988 Rektor der Kunstakademie Düsseldorf
1989–90 Entwurf von 15 Fenstern für den Chor der Kathedrale von Nevers
1993 erste Bilder aus der Serie »Männer ohne Frauen – Parsifal«

Lit.: *Markus Lüpertz. Belebte Formen und kalte Malerei. Gemälde und Skulpturen*, hrsg. von Armin Zweite, Ausstellungskatalog, Städtische Galerie im Lenbachhaus, München, 29.1.–30.3.1986; *Markus Lüpertz im Gespräch mit Heinz Peter Schwerfel*, Köln 1989 (= Kunst heute, Nr. 4); *Markus Lüpertz. Gemälde – Skulpturen*, Ausstellungskatalog, Kunstsammlung Nordrhein-Westfalen, Düsseldorf, 30.3.–2.6.1996; *Reden zu Lüpertz*, Kunstsammlung Nordrhein-Westfalen, Düsseldorf, 28.4.1996; *Markus Lüpertz*, Ausstellungskatalog, hrsg. von Siegfried Gohr, Kunsthalle der Hypo-Kulturstiftung, München, 11.7.–14.9.1997, Von der Heydt-Museum, Wuppertal, in der Kunsthalle im Haus der Jugend Barmen, 28.9.–9.11.1997

46 Markus Lüpertz

Männer ohne Frauen – Parsifal, 1997
169 x 118 cm
Bleiverglasung, Draht- und Drahtornamentglas, Echt-Antik-Überfanggläser, geätzt, sandgestrahlt, z.T. aufgeklebt, Schwarzlotmalerei
Glasmalerei Dr. Heinrich Oidtmann, Linnich

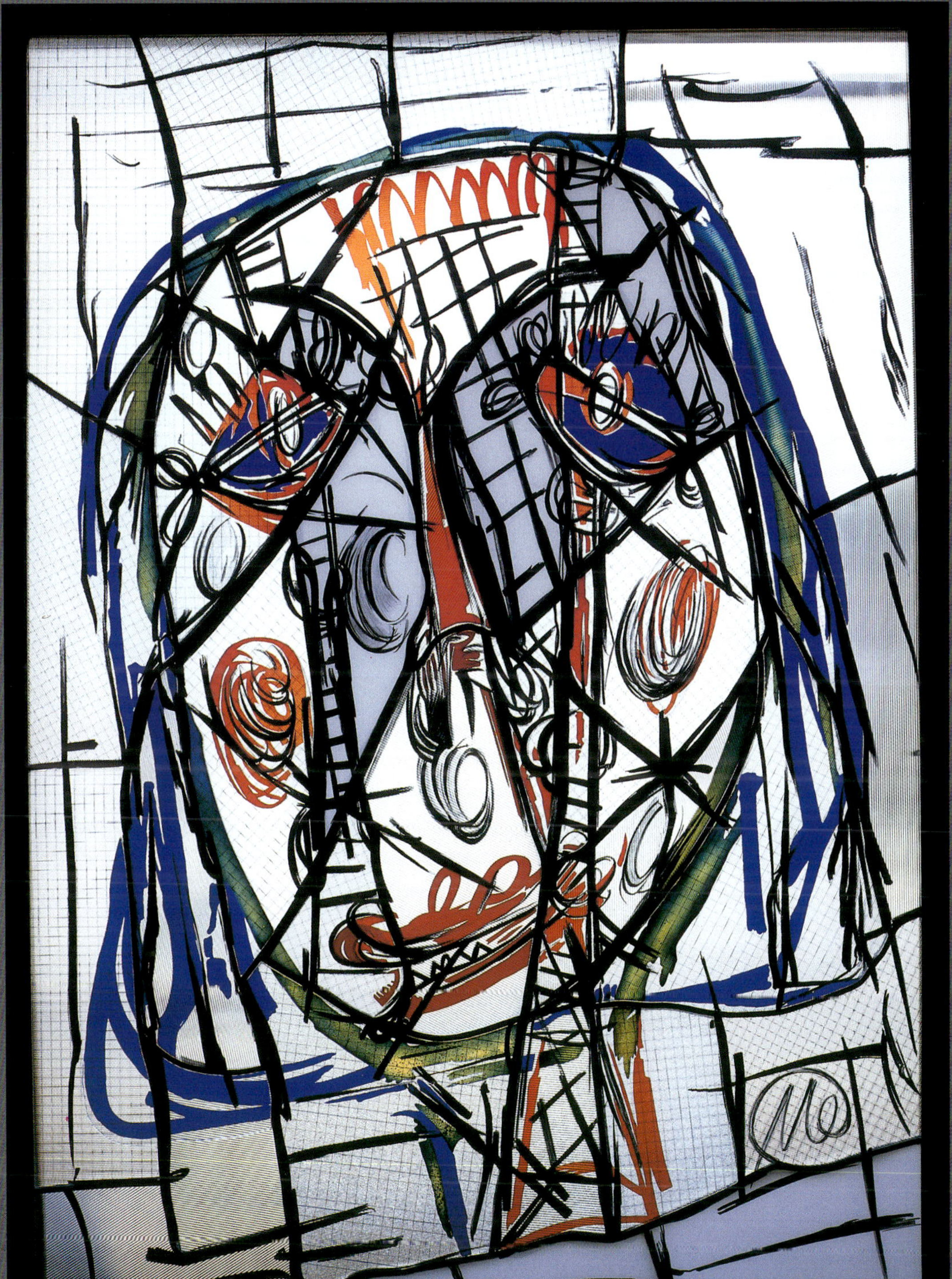

Karl-Martin Hartmann

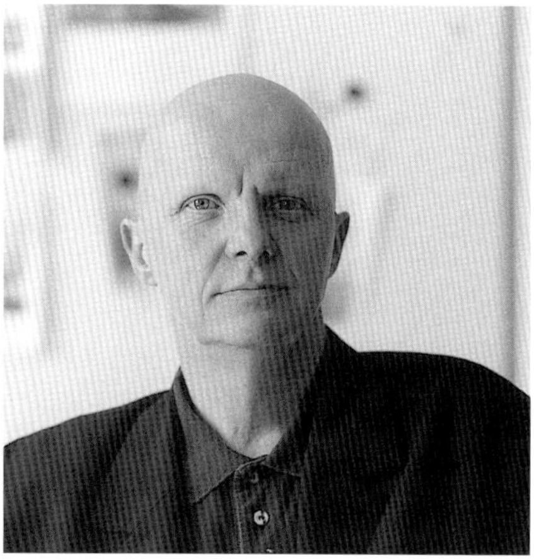

1948 in Wiesbaden geboren
Studium der Mikrobiologie in Mainz; Abschluß als Diplombiologe
Kunststudium an der Staatlichen Hochschule für Bildende Künste, Städelschule Frankfurt, bei Johannes Schreiter und Christian Kruck
seit 1979 Ausstellungen und Ausstellungsbeteiligungen im In- und Ausland
seit 1982 Arbeiten in Glas

Lit.: *Le vitrail contemporain en Allemagne*, Ausstellungskatalog, Centre International du Vitrail, Chartres, 1985; *Harmonie der Gläser – L'harmonie des verres. Karl-Martin Hartmann, Florian Lechner, Udo Zembok, Michel Caron, Henri Guerin, Louis-René Petit*, Ausstellungskatalog, Centre International du Vitrail, Saverne, 19.10.–24.11.1991; Conrad Lienhardt, *Karl-Martin Hartmanns Fenster für den Linzer Dom*, in: Kunst und Kirche, 3/94, S. 190 ff.; Suzanne Beeh-Lustenberger, »*Aktuelle Szene*«, in: *Fazit '95. Die Sammlung des Museums für Zeitgenössische Glasmalerei Langen*, Darmstadt 1995, S. 58 f.

47 Karl-Martin Hartmann

Stele, Kapelle der JVA Weiterstadt, 1997
310 x 57 cm (vierteilig)
Echt-Antik-Doppelüberfangglas, Silbergelb, Echt-Antikgläser zwischen Floatglas, Walzblei, aufgeklebt
Wilhelm Derix Glasgestaltung, Taunusstein
Karl-Martin Hartmann

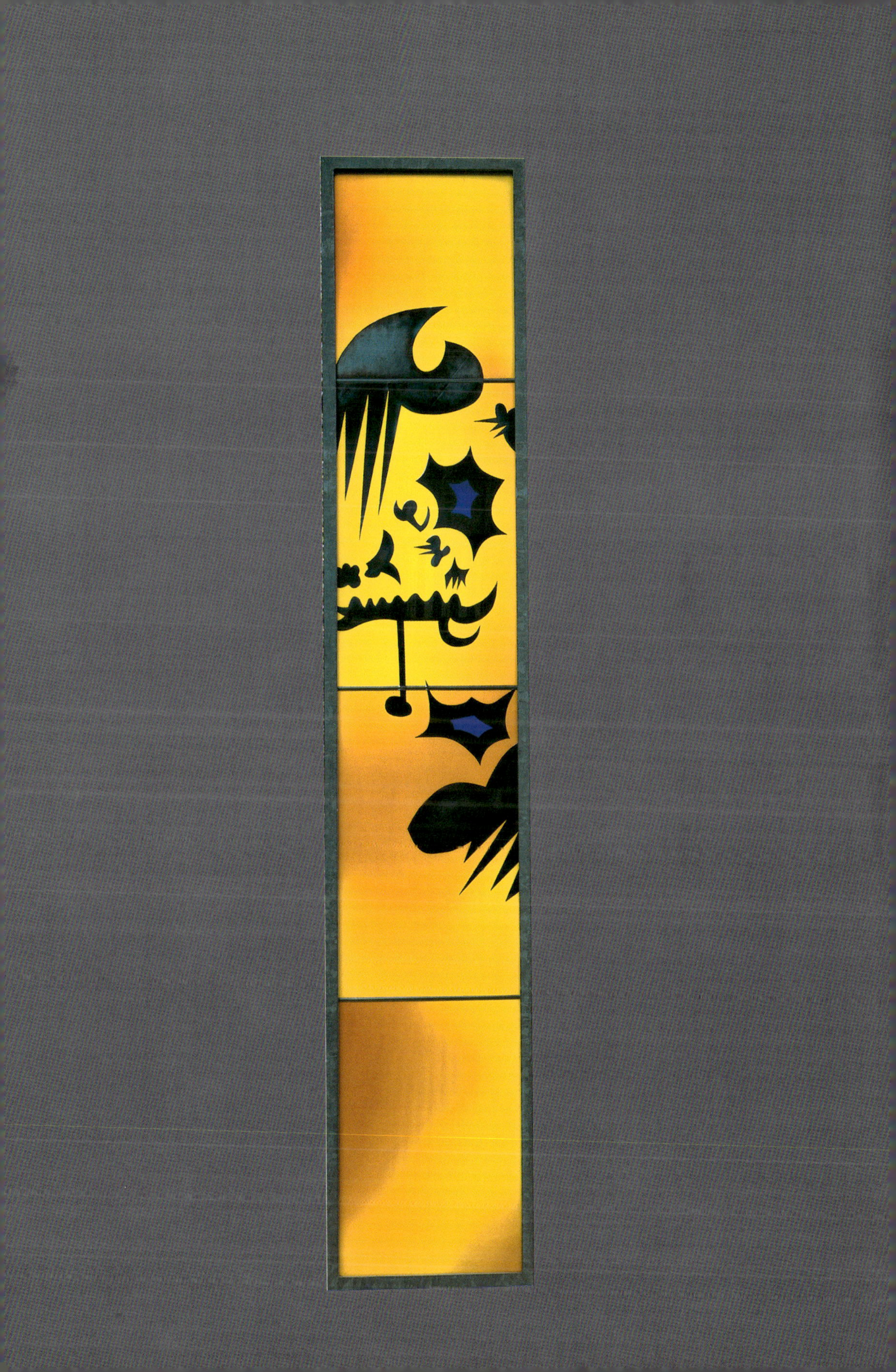

48 *Karl-Martin Hartmann*

Fenster, Pfarrkirche Heilig Geist,
Düsseldorf, 1997
260 x 130 cm
Echt-Antikgläser, z.T. mit Einfach- und Doppelüberfang, z.T. opalisierend, Walzblei, aufgeklebt
Wilhelm Derix Glasgestaltung, Taunusstein
Derix Glasstudios, Taunusstein und Rottweil

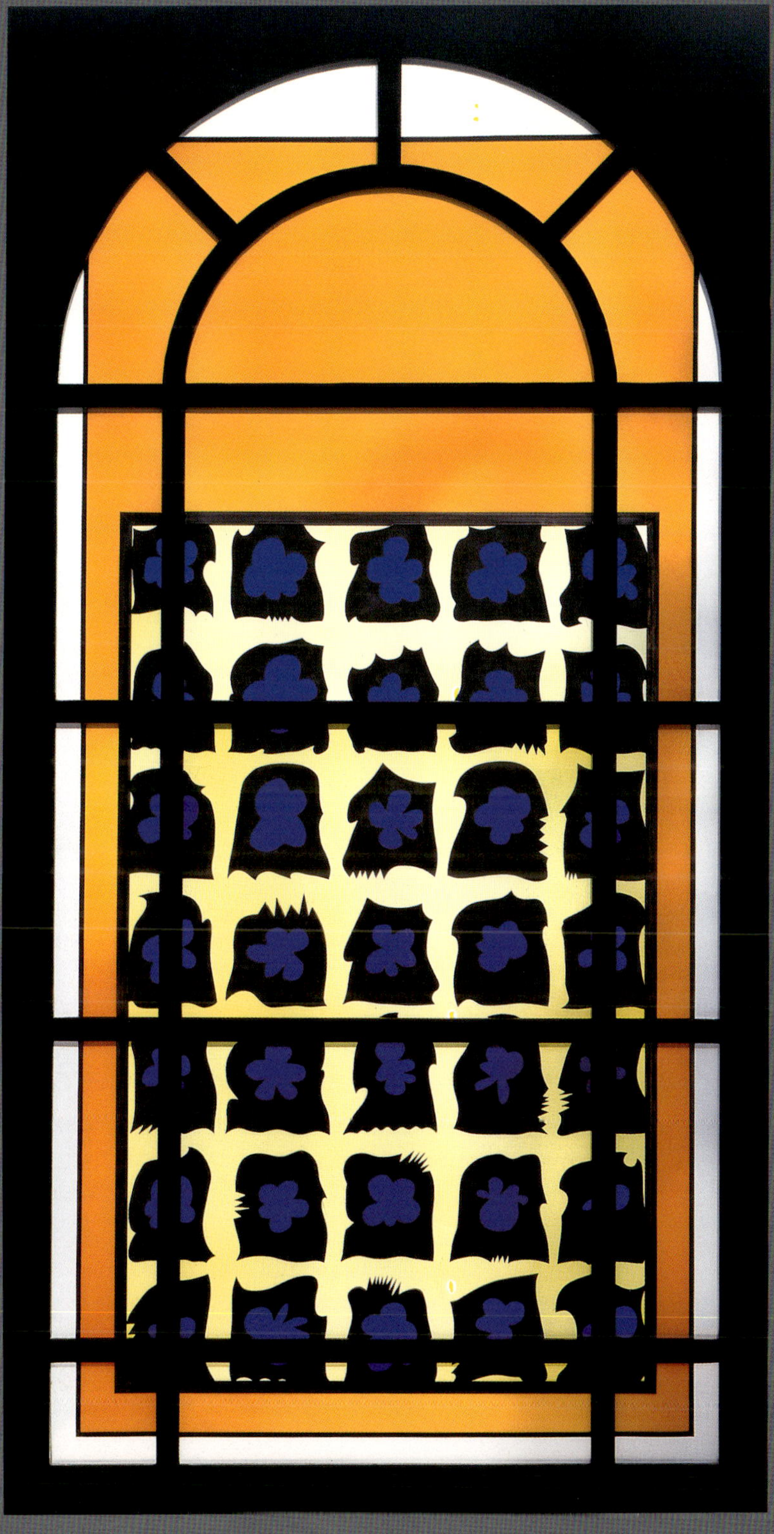

Karl-Heinz Traut

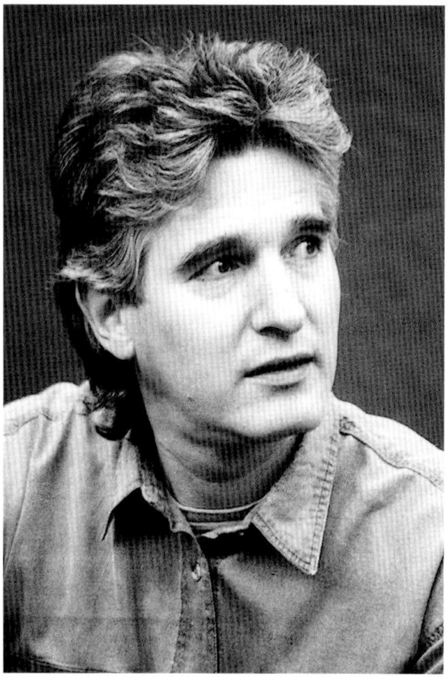

1950 in Bad Camberg geboren
1966–69 Staatliche Glasfachschule Hadamar
1969–72 Tätigkeit als Reinzeichner / Industriewerbung
1972–74 Tätigkeit als Glasmaler
1974–77 künstlerischer Leiter der Glasmalerei Derix, Taunusstein
seit 1977 freischaffender Glasmaler

Lit.: *Die Architektur der Synagoge*, Ausstellungskatalog, Deutsches Architekturmuseum, Frankfurt am Main, 1988, S. 305, 333; Lutz Haufschild, *Lyrical Geometry*, in: Stained Glass Quarterly, Fall 1989

49 Karl-Heinz Traut

Ohne Titel, St. Johannis, Altona, 1997
(Zwei Probefelder)
163,5 x 77,5 cm (zweiteilig)
Bleiverglasung, Echt-Antikgläser mit Farb- und Opalüberfängen, teilweise geätzt, Schmelzfarben
Wilhelm Derix Glasgestaltung, Taunusstein
Karl-Heinz Traut

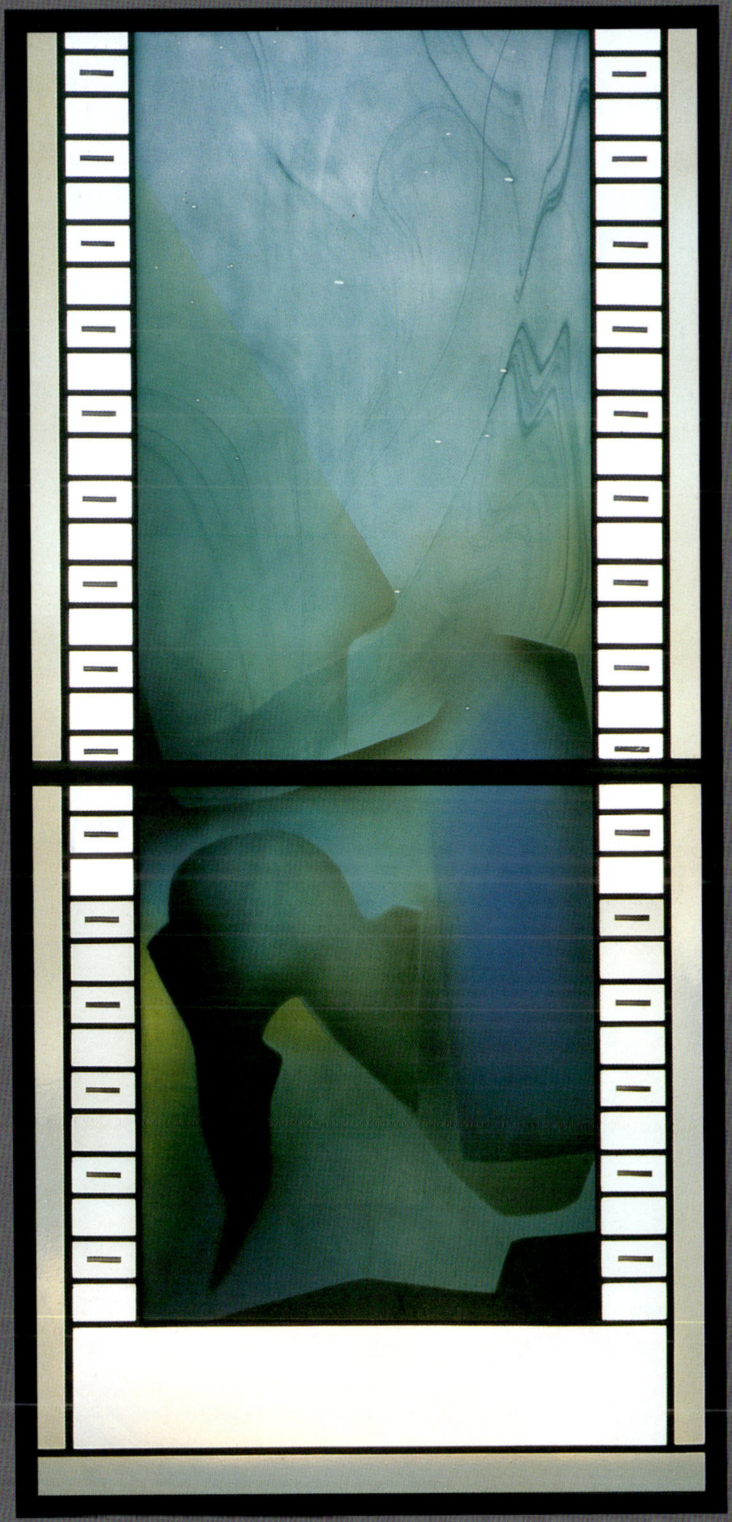

Christine Triebsch

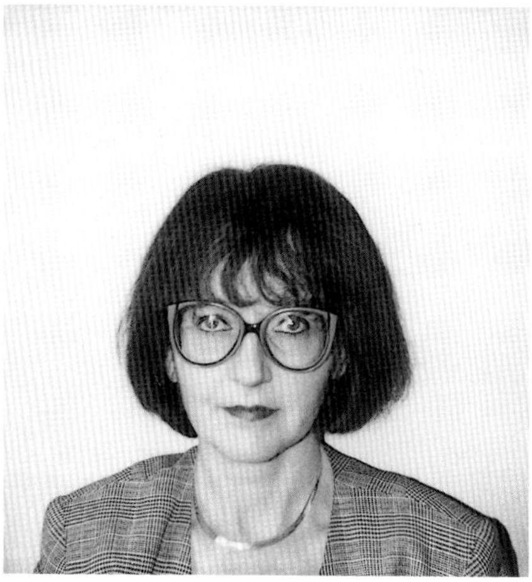

seit 1991 Leiterin der Klasse für Malerei/Glas im Studiengang Malerei/Graphik der Fakultät Kunst an der Burg Giebichenstein, Hochschule für Kunst und Design Halle
1993 Professur ebenda
seit 1995 Dekanin der Fakultät Kunst

Lit.: *X. Kunstausstellung der DDR*, Ausstellungskatalog, 1987/88; *Glas-Malerei, Graphik, Objekt, Raum*, Die Glasklasse an der Burg Giebichenstein, Hochschule für Kunst und Design Halle, 1993; *ICH – Raum*, Ausstellungskatalog, Grassimuseum, Museum für Kunsthandwerk, Leipzig, 1996

1955 in Jena geboren
1974 Abitur
1974–75 Praktikum in der Glasindustrie
1975–80 Studium an der Burg Giebichenstein, Hochschule für Kunst und Design Halle; Fachrichtung Glas bei Rüdiger Reinel
1980–82 Aspirantur ebenda
1982–91 freischaffend tätig
1988–91 Lehrauftrag an der Burg Giebichenstein, Fachrichtung Glas

50 Christine Triebsch

Genesis: Erster Tag und Siebenter Tag, evang. Kirchengemeinde im Johannes-Busch-Haus, Steinhagen, Westfalen, 1997
(Zwei Detailduplikate)
je 237 x 176 cm (Rahmenmaß, neunteilig)
(Die Abbildung zeigt die Originalfenster in situ.)
Siebdruck auf Floatglas, sandgestrahlt, Schmelzfarben
Glasmalerei Peters, Paderborn

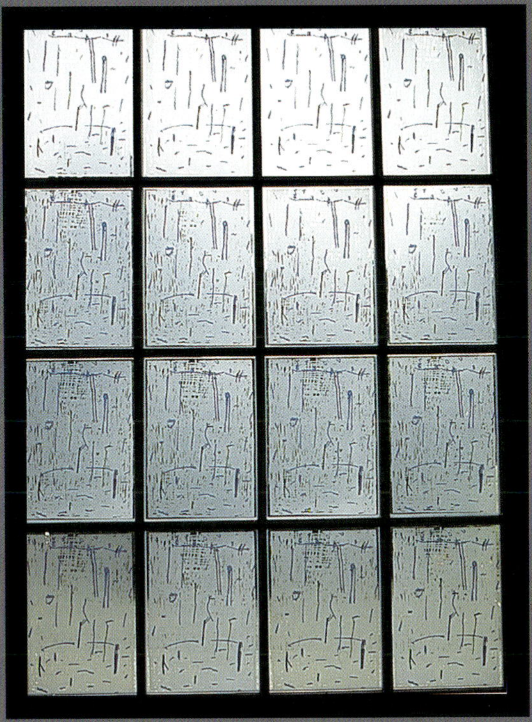

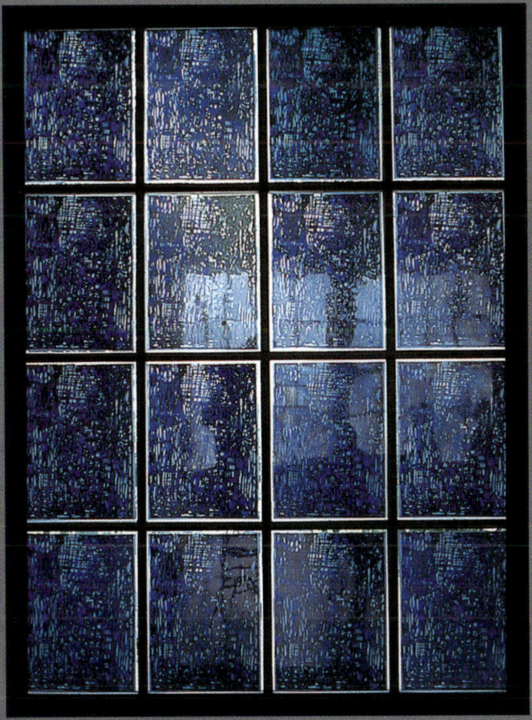

Thierry Boissel

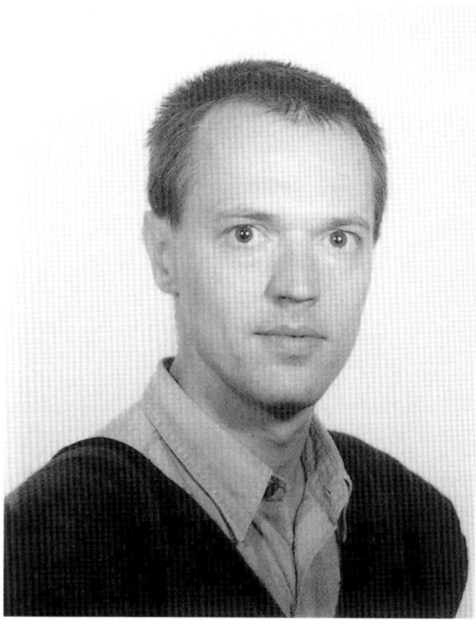

1962 in Saint Valéry en Caux, Frankreich, geboren
1982–83 Atelier Guillaume Met de Penninghen et Jacques d'Andon, Paris
1983–86 Studium an der Ecole Nationale Supérieure des Arts Appliqués et des Métiers d'Art Paris
1987–91 Studium an der Akademie der Bildenden Künste Stuttgart; Schüler von Ludwig Schaffrath
seit 1991 Leiter der Studien- und Experimentierwerkstatt für Glasmalerei, Licht und Mosaik an der Akademie der Bildenden Künste München

Lit.: *Matières – Lumières. Licht und Materie*, Ausstellungskatalog, Centre International du Vitrail, Chartres, 1989; *Klasse Schaffrath. Staatliche Akademie der Bildenden Künste Stuttgart*, Ausstellungskatalog, Berufsakademie Mosbach, 31.5.– 4.7.1992; *V. Internationales Glassymposium Frauenau*, Ausstellungskatalog, 1995; Suzanne Beeh-Lustenberger, »*Aktuelle Szene*«, in: *Fazit '95. Die Sammlung des Museums für Zeitgenössische Glasmalerei Langen*, Darmstadt 1995, S. 56 f.

51–53 Thierry Boissel

Chemins, 1997
Monotones, 1997
Sans Titre, 1997
je 92 x 122 cm
Geschmolzenes Glas auf Trägerglas (Fusing)
Thierry Boissel

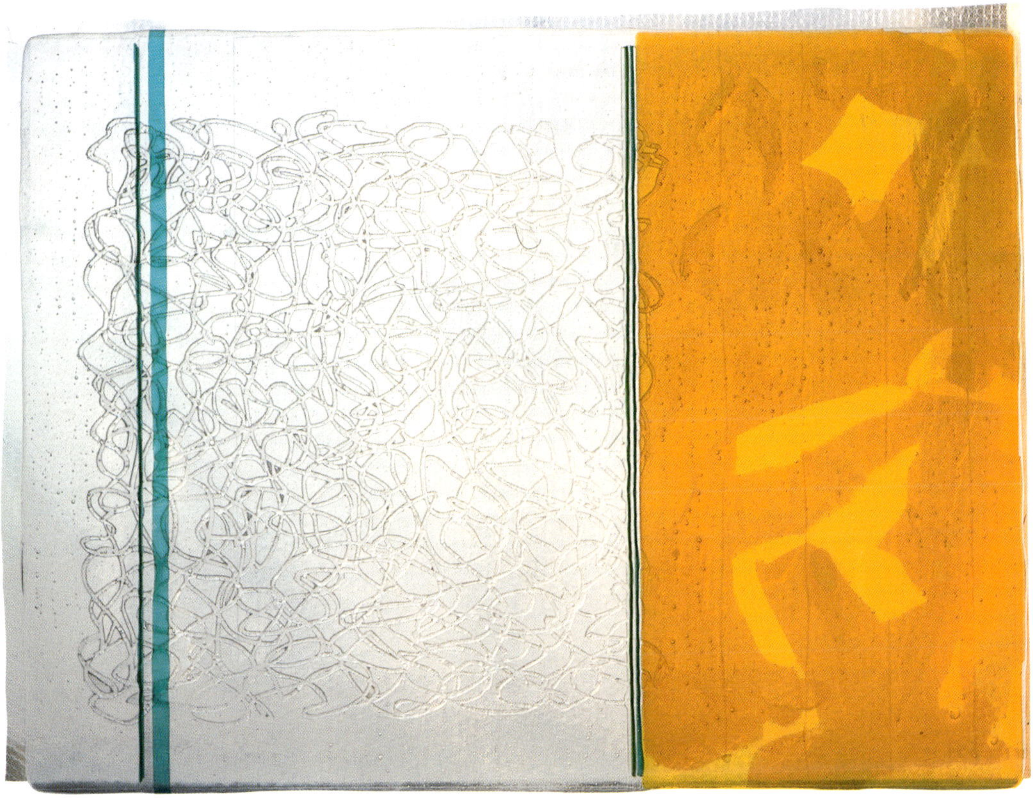

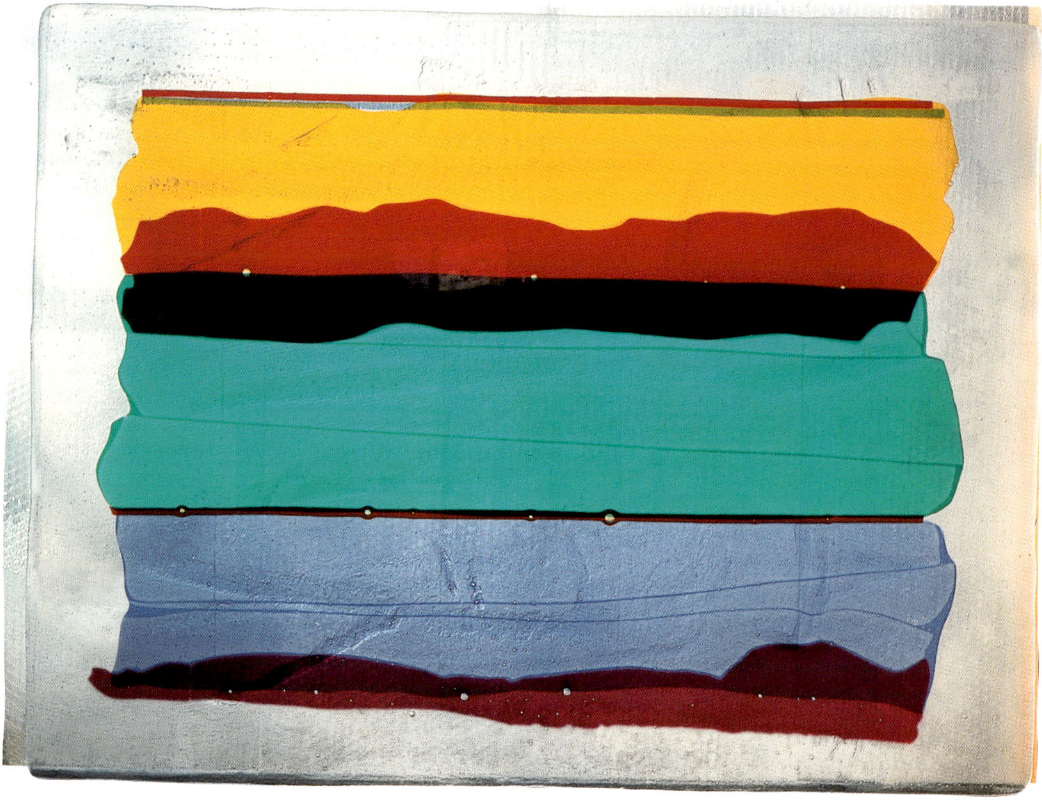

Bernhard Huber

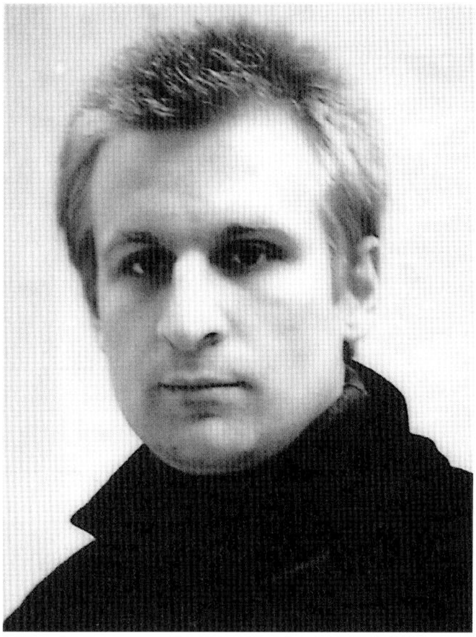

1964 in Neresheim geboren
1984 Studium an der Staatlichen Akademie der Bildenden Künste Stuttgart bei Dieter Groß
1985–87 Zivildienst
1987–91 Studium Malerei und Glasgestaltung bei Ludwig Schaffrath; Staatsexamen
seit 1989 Malerei auf Floatglas
seit 1990 großangelegte Arbeiten mit Industrieglas
1991 Graphikstudium bei Günter Jacki und Manfred Kröplien
seit 1991 freischaffend; lebt und arbeitet in Stuttgart

Lit.: *Von Nah und Fern. Eine Gegenüberstellung. Bernhard Huber (D)*, Ausstellungskatalog, Galerie Jutta Kinter, Remshalden, Stuttgart, 1992; *Bernhard Huber. vier-farbig*, Ausstellungskatalog, Ulmer Kunststiftung Pro Arte, Galerie im Kornhauskeller, 8.1.–21.2.1993; *Bernhard Huber. Bild – In-Bild*, Stuttgart 1996 (= Kirche und Kunst. Positionen, Dokumentationen, Analysen, Bd. 3)

54 Bernhard Huber

Stelen, 1997
je 300 x 40 cm
Verbundsicherheitsglas, Schmelzfarben
Bernhard Huber

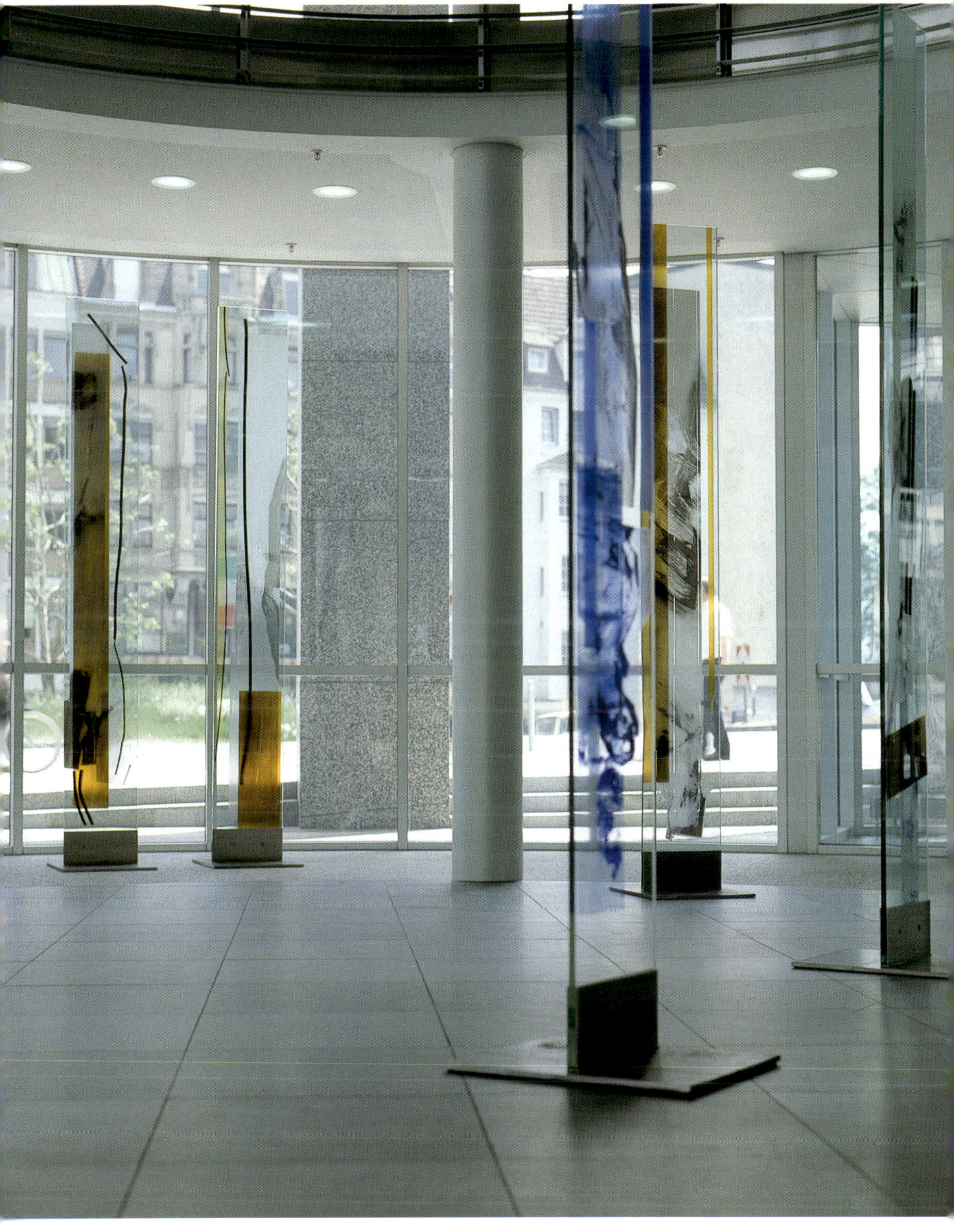

Die Techniken der Glasmalerei

Sebastian Strobl

Die Herstellung farbiger Glasfenster, also das Zuschneiden, Bemalen und Zusammenfügen bunter Glasscherben zu einer ornamentalen, abstrakten oder figürlichen Bleiverglasung, beruht auf einer weit zurückreichenden Handwerkstradition. Bereits in der Spätantike hatte man entdeckt, daß Fensterfelder mit Hilfe von Bleiruten relativ einfach vergrößert werden konnten. War hierbei die Absicht zwar eher die Vermehrung der einfallenden Lichtmenge, so war mit der Bleiverglasungs-Technik jedoch bereits der Grundstein zur Ausformung einer der ureigensten abendländischen Kunstformen gelegt.

Die Anfänge dieser Kunstform lassen sich an Originalen allerdings heute nicht mehr nachweisen. Eine ständig zunehmende Anzahl von Literaturquellen seit der ersten Erwähnung von Fenstern in Lactantius' »De opificio Dei« aus dem Jahre 370 läßt aber erahnen, daß in den Zentren christlich-abendländischer Kultur farbige Glasfenster in zunehmendem Maße zur Ausschmückung bedeutender Sakralbauten verwendet wurden.

Daß von diesem Reichtum bis in das 12. Jahrhundert kaum etwas erhalten geblieben ist, hat viele Gründe. Hauptverantwortlich ist wohl der Umstand, daß der Werkstoff Glas, wenngleich eines der fragilsten Baumaterialien überhaupt, ungeschützt an exponierten Gebäudeteilen der täglichen Witterung ausgesetzt wurde. Eine konstante Abfolge von Glasbruch und Erneuerung, einhergehend mit einer noch heute nachweisbaren Tradition des Wiedereinschmelzens von Glas, hat daher zur fast vollständigen Vernichtung der frühen Originale geführt.

Erschwerend kommt hinzu, daß die Herstellung von Glas und dessen Verarbeitung für die meisten Menschen bis weit in das 19. Jahrhundert hinein schwer verständlich war, im frühen Mittelalter sogar oftmals ganz bewußt mit mystischen Beschreibungen verklärt wurde. Erst mit Theophilus' Schedula »De diversis artibus« liegt zu Beginn des 12. Jahrhunderts eine sehr ausführliche Beschreibung der Glasmacher- und Glasmalertechniken vor. Daß Theophilus' Ausführungen, ebenso wie die zeitgleich einsetzende Vielzahl erhaltener Glasmalereien, auf einem hohen technischen Niveau basieren, zeigt dann aber auch, daß die wenigen erhaltenen Beispiele Vorläufer einer im 12. Jahrhundert bereits tief verwurzelten Handwerkertradition sind.

Die monumentale Glasmalerei wurde das gesamte Mittelalter hindurch gepflegt und technisch fortlaufend verändert. In diesem Zeitraum entwickelte sie sich von der kleinteiligen, seit dem 19. Jahrhundert als musivisch bezeichneten Glasmalerei hin zu einer Kunstform, bei der das Bleinetz eine zunehmend untergeordnete, bisweilen sogar als störend empfundene Rolle spielte.

Zum ausgehenden Mittelalter hin entzog der Wandel von Zeitgeschmack und Anforderungen seitens der Auftraggeber der Glasmalerei den Nährboden. Im Barock war sie sogar einem wahren Vernichtungsfeldzug ausgesetzt, in dessen Folge das Wissen um die Technik ihrer Herstellung fast vollständig verlorenging. Im 19. Jahrhundert mußten die entscheidenden Schritte daher neu erfunden werden.

Heute werden im großen und ganzen wieder die gleichen Techniken verwendet, wie sie bereits Theophilus bekannt waren. Die wesentlichen Unterschiede bestehen in technischen Neuerungen wie dem Schneiden von Glas mit dem »Rädchen« anstelle des heißen Trenneisens und den mit Strom betriebenen Brennöfen.

Das 20. Jahrhundert mit seinem Drang nach Neuerungen und Experimenten hat aber auch zur Entdeckung neuer Techniken und Materialien wie Betonverglasungen, Appliqué-Glas, Cloisonné-Glas, Tiffany-Technik und Fusing geführt, die mit der traditionellen Glasmalerei in zunehmendem Maße wetteifern. Und obwohl mit diesen Techniken neue Wege beschritten wurden, verlaufen die bei der Herstellung dieser modernen Fenster notwendigen Arbeitsschritte im wesentlichen in der herkömmlichen Reihenfolge, vom Entwurf über das Zuschneiden des Glases, das Zusammensetzen der Scheiben bis zum Einsetzen des Fensters in das Bauwerk.

Von grundlegender Bedeutung für die erfolgreiche Herstellung eines Glasfensters ist hierbei die gute Zusammenarbeit von Künstler und Werkstatt. Der Künstler ist es, der in Verhandlungen mit dem Architekten oder Auftraggeber seinen Entwurf zur Reife führt. Auch das weitere Vorgehen hängt stark von seiner Person, seinen handwerklichen Fähigkeiten und Präferenzen ab. Bei kleineren Aufträgen kann es durchaus sein, daß der Künstler selbst sämtliche Arbeitsschritte in seiner eigenen Werkstatt vollzieht. Weit häufiger ist es jedoch eine unabhängige Werkstatt, die nach den Maßgaben des Künstlers arbeitet, sei es mit dessen direkter Beteiligung, oder aber unter seiner Anleitung durch exaktes oder auch interpretierendes Übertragen von Formen und Detailzeichnungen. Die Auswahl der Farbgläser, bei Verwendung von mundgeblasenem Antikglas oder Opalescentglas von eminenter Wichtigkeit, sollte jedoch stets dem Künstler vorbehalten sein. Nur so kann ein befriedigendes Ergebnis in diesem von Licht und Farbe dominierten Kunst-Handwerk gewährleistet werden.

Der Entwurf

Am Anfang einer jeden Glasmalerei steht der Entwurf, eine kleine Farbzeichnung zumeist in Wasserfarbe und Tusche, mit deren Hilfe der Künstler seine Idee zu Papier bringt. Obwohl zuweilen recht skizzenhaft, gibt der Entwurf bereits einen guten Eindruck davon, wie der Künstler das fertige Fenster konzipieren will. Er vereint die Vorgaben des Auftraggebers mit den lokalen Verhältnissen wie Lichteinfall, Atmosphäre und Raumarchitektur und nicht zuletzt mit seinen eigenen Vorstellungen.

Nicht immer trifft der Entwurf auf direkte Zustimmung, und Veränderungen werden gefordert. Ist dem Entwurf jedoch zugestimmt worden, sei es durch direkte Vergabe oder im Wettbewerb mit anderen Künstlern, kann der langwierige Prozeß der Studioarbeit in Angriff genommen werden.

Werkzeichnung und Bleiriß

Der nächste Schritt ist nunmehr die Übertragung des Entwurfs auf die Originalgröße des zu fertigenden Fensters. Von besonderer Wichtigkeit ist hierbei, daß ein genaues Aufmaß der Fensteröffnung erstellt wird, welches bei freien Fensterformen wie etwa Vielpaßöffnungen und Maßwerk durch Schablonen komplettiert wird. Nur so kann ein reibungsloser Einbau der fertigen Felder gewährleistet werden.

Ist das Aufmaß eingeholt, werden die Umrisse des Fensters im Verhältnis 1:1 auf verstärktes Papier aufgezeichnet. In diesen Rahmen wird der Entwurf sodann übertragen – die Werkzeichnung, auch Karton genannt, entsteht. Traditionell geschieht dies von Hand im Studio, sei es durch freies Übertragen mit Kohle und Bleistift, oder durch Zuhilfenahme eines Rasters, was sich gerade bei der gegebenen Aufteilung eines Fensters in separate Bleifelder naturgemäß anbietet. Neuere Methoden wie phototechnische Vergrößerungen nehmen einen immer größeren Raum ein, wenn sie auch bisweilen den Freiraum des Künstlers zu sehr beeinträchtigen können, denn man darf nicht vergessen, daß die Übertragung des Entwurfes immer noch ein Bestandteil des Reifeprozesses ist, bei dem Veränderungen durchaus üblich sind.

Sind die Hauptlinien eines jeden Feldes festgelegt, werden Details wie Schriftzüge, Faltenwurf oder Schattierungen eingefügt. Auch hier hängt es wieder sehr von der Arbeitsweise des Künstlers ab, wie genau die Werkzeichnung ausgeführt wird. Ist er etwa selbst mit der Bemalung der fertig zugeschnittenen Glasstücke befaßt, so wird er sich zumeist auf ein Minimum von Anhaltspunkten beschränken. Ist ein anderer Glasmaler mit der Ausführung betraut, dann wird er sicherlich Wert auf eine möglichst detailgenaue Vorlage zur Verwirklichung seiner Intentionen legen, wie beispielsweise Dürer es bereits in Zusammenarbeit mit »seinem« Glasmaler Veit Hirsvogel zu tun pflegte.

Die Meister des 12. und 13. Jahrhunderts hatten es hier in gewissem Sinne einfacher. Allein die Tatsache, daß Papier vor dem Ende des 14. Jahrhunderts im allgemeinen noch nicht verfügbar war, macht bereits deutlich, daß vielleicht noch der Entwurf, in keinem Fall aber die Werkzeichnung in der heutigen Form ausgeführt werden konnte. Einen Entwurf wird es in dieser Form auch nicht gegeben haben, allenfalls eine Skizze, die auf dem vom Auftraggeber festgelegten Verglasungsprogramm basierte. Der Glasmaler, in Personalunion gleichzeitig Entwerfender und Ausführender, legte vielmehr direkt in Originalgröße die Form des Bildes fest. Wie bei Theophilus nachzulesen, wurde dabei mit Blei oder Zinn auf einer geweißten Holzbank eine Vorzeichnung angelegt, deren endgültige Fassung mit schwarzer oder roter Farbe sorgfältig ausgemalt wurde. Je nach Werkstattpraxis oder Volumen des Auftrages wurden die einzelnen Felder des Aufrisses ihrer Farbgebung

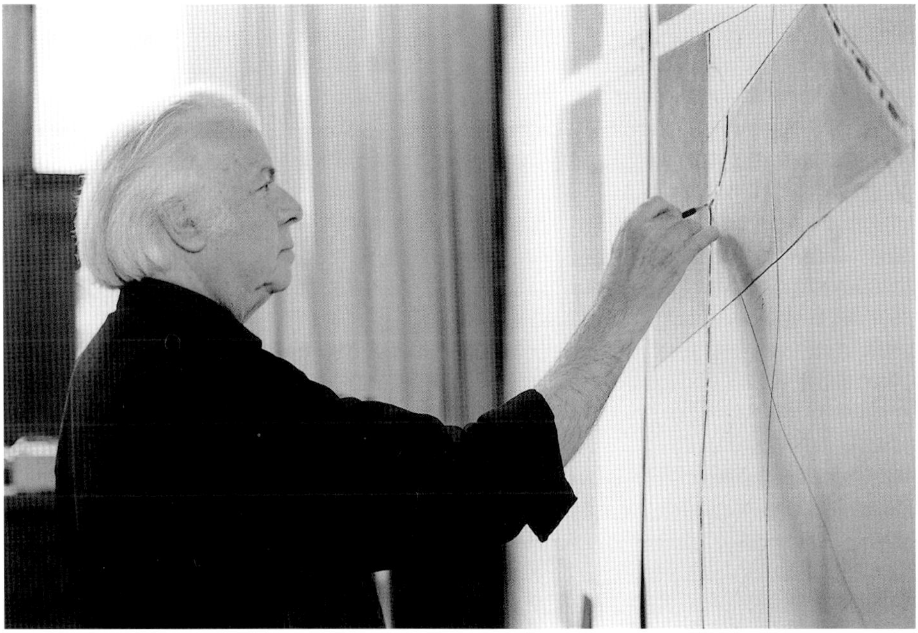

Übertragen des Entwurfs auf die Werkzeichnung

gemäß mit unterschiedlichen Buchstaben gekennzeichnet, um der Gefahr von Verwechslungen bei der Ausführung zu begegnen. Ungleich der heutigen Praxis wurde diese Werkzeichnung jedoch nur in Ausnahmefällen mit der Einzeichnung der Hauptlinien der Malerei versehen. Die Malerei und insbesondere das Schattieren wurde zumeist direkt auf dem Glas festgelegt.

Die geweißte Holzbank ist somit der Vorläufer der heutigen Rißzeichnung, welche auch Bleiriß genannt wird. Gleich der Holzbank dient der Bleiriß als Hilfsmittel für das Zuschneiden der Gläser und bisweilen auch als Vorlage beim Verbleien. Er entsteht durch Abpausen der Bleilinien auf transparentes Pauspapier, welches zu diesem Zwecke auf die Werkzeichnung gelegt wird. Dieser Bleiriß kann sodann beliebig oft vervielfältigt werden, so zum Beispiel beim Durchpausen der Linien mit Hilfe von Kohlepapier auf ein festeres Kartonpapier (Schablonenpapier). Manchmal wird der Bleiriß aber auch direkt von der Werkzeichnung auf das Schablonenpapier übertragen.

Mit der Angabe der Rißlinien enden aber auch die Gemeinsamkeiten von modernem Bleiriß und mittelalterlicher Holzbank. Im Mittelalter wurde das Glas nämlich, gleich der noch heute in den angelsächsischen Ländern üblichen Methode, auf die Vorlage aufgelegt und der Schnitt entlang der sichtbaren Rißlinien durchgeführt. In Ländern wie Deutschland und Frankreich ist es nunmehr aber üblich, das Kartonpapier zu zerschneiden, um somit Schablonen zu fertigen, die ein paßgenaues Ebenbild der zu schneidenden Glasstücke darstellen.

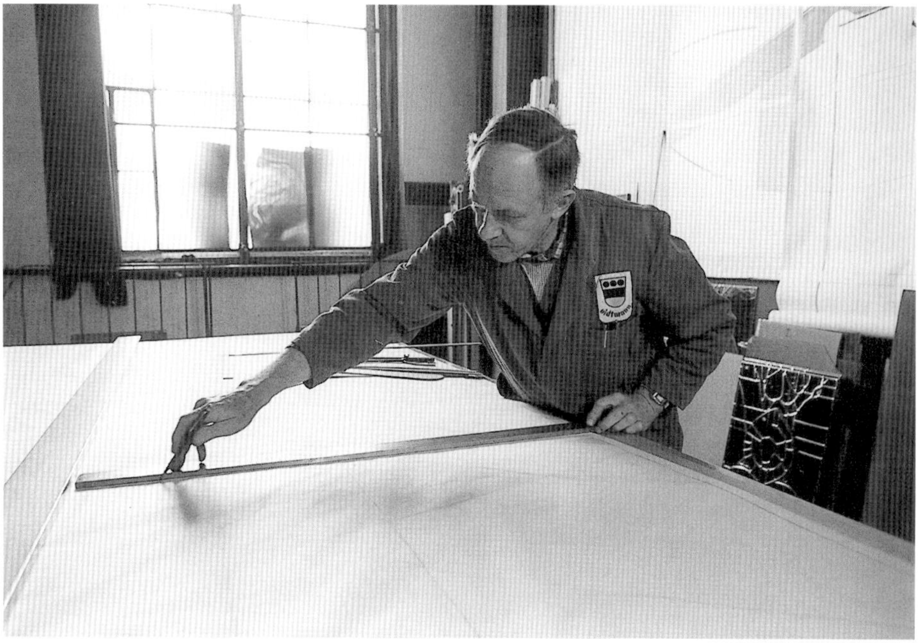

Durchpausen der Werkzeichnung

Das Zerschneiden geschieht dabei allerdings nicht mit einer einfachen Klinge oder Schere. Hier ist ein ganz spezielles Werkzeug vonnöten, welches der Tatsache Rechnung trägt, daß beim Verbleien der Glasstücke der Kern der Bleirute einen gewissen Raum, für gewöhnlich 1,5 mm, in Anspruch nimmt. Würde dieser nicht gleich beim Zuschnitt der Schablone abgezogen, so würden die Felder beim Verbleien um die Kernbreite einer jeden Bleirute wachsen und das Endprodukt im günstigsten Falle »lediglich« zu groß werden. Um dies zu vermeiden, benutzt der Glasmaler zum Zerschneiden des Schablonenpapiers eine dreiklingige Schere oder ein zweiklingiges Messer, die, eingestellt auf die jeweils nötige Breite, den Kern bereits in diesem Stadium entfernen. Beim eigentlichen Glasschnitt kann der Glasmaler sich somit auf korrektes Zuschneiden und die Auswahl der geeigneten Gläser konzentrieren.

Die Auswahl des Glases

Dem Künstler steht heute eine selbst vor einhundertfünfzig Jahren noch ungeahnte Vielzahl von Glasarten zur Verfügung. Vom traditionellen mundgeblasenen Echt-Antikglas über Sonderformen wie gewalztes Opalescentglas oder Tischkathedralglas bis hin zum maschinell hergestellten Struktur- und Klarglas kann er seinen Intentionen entsprechend wählen. Die vielfache Bereitschaft, diesem Angebot nachzukommen, hat daher gerade innerhalb der letzten 30 Jahre zu einer Vielfalt von Stilrichtungen geführt, die als enorme Bereicherung

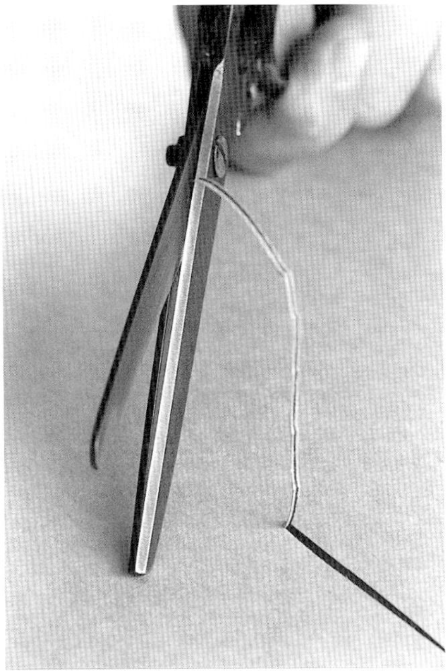

Schablonieren

dieser traditionsreichen Kunstrichtung anzusehen ist.

Nach wie vor am häufigsten verwendet wird jedoch das mundgeblasene Glas, weithin als Echt-Antikglas bezeichnet. Es hat den Vorteil, daß es im Gegensatz zu den anderen Glasarten in über 5.000 verschiedenen Farbtönen erhältlich ist und zudem aufgrund seiner Herstellungsart viele unterschiedliche Schattierungen, Schlieren oder Blasen selbst innerhalb einer Tafel aufweist. Dieser Vorteil kann in entscheidendem Maße vom Künstler bei der Herstellung des Fensters ausgenutzt werden.

Die Bezeichnung Echt-Antikglas für mundgeblasenes Glas bezieht sich hierbei jedoch nicht auf das Alter der verwendeten Scheiben, sondern auf den Herstellungsprozeß der Tafeln. Es handelt sich um das sogenannte Zylinder-Blas-Verfahren, welches den Glasmachern seit dem dritten Jahrhundert bekannt ist. Das Prinzip, das hinter der Herstellung von Flachglas in einem Blasverfahren steht, ist dabei denkbar einfach. Mit Hilfe eines Eisenrohres, der sogenannten Glasmacherpfeife, entnimmt der Glasmacher dem Tiegel (Hafen) einen Tropfen Schmelze (Kölbel) und bläst ihn zu einem Zylinder aus, wobei er den Kölbel mehrmals in den Hafen eintaucht (übersticht), um genug Glasmasse anzusammeln. Der Zylinder wird sodann an beiden Seiten gekappt, der Länge nach aufgeschnitten, im weichen Zustand auseinandergerollt und schließlich mit einem Holzstück flachgebügelt. Die so hergestellten Glastafeln erreichen in der Regel eine Größe von durchschnittlich 90 x 60 cm und sind mit gewissem Recht Unikate für sich, variiert doch die Dicke, durch den Herstellungsprozeß gefördert, manchmal bis zu 4 mm innerhalb einer Tafel. Es ist daher für den Künstler ratsam, die Tafeln beim Großhändler direkt für den jeweiligen Verwendungszweck auszusuchen. Manchmal produziert die Hütte aber auch Farben speziell nach den Angaben des Künstlers, der somit keinen Kompromiß in bezug auf die Ausführung seines Entwurfes eingehen muß.

Ebenfalls noch von Hand gefertigt wird das Opalescentglas, eine Glasart, die durch Louis Comfort Tiffanys Entwürfe eine weite Verbreitung erlangte. Das Opalescentglas wird im Tisch-Gieß-Verfahren hergestellt, das heißt, die Schmelze wird auf einem Tisch ausgegossen und mit Hilfe einer Walze zu einer Platte ausgerollt. Die Größe der so entstehenden Platten ist wiederum

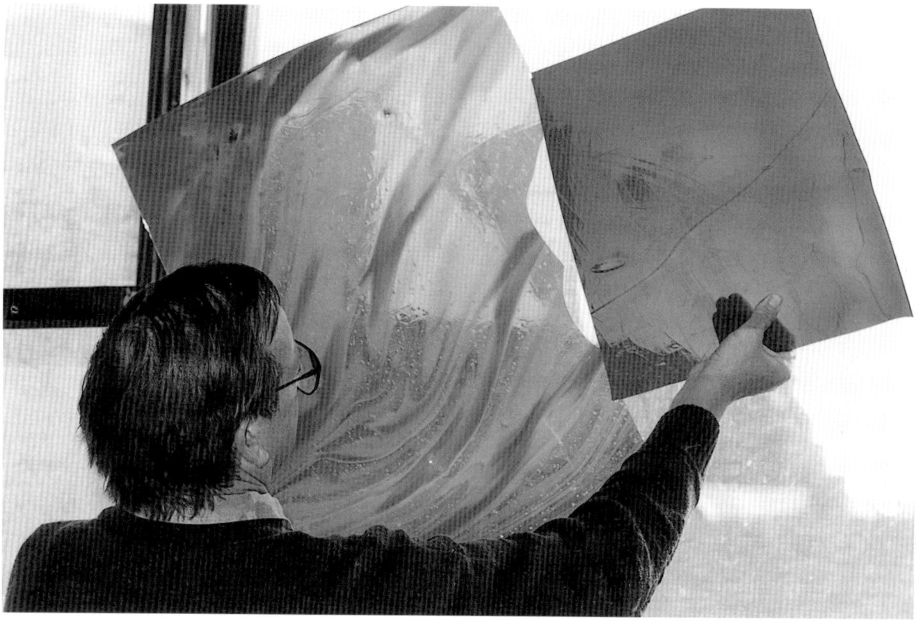

Auswahl des Glases

begrenzt, doch können diese gleich den Echt-Antikscheiben den Anspruch von Unikaten erheben, insbesondere wenn der Glasmacher Schlieren von unterschiedlichen Farben einarbeitet. Seinen Namen verdankt das Opalescentglas der Verwendung von milchig weißen Substanzen, die eine Durchsicht durch das Glas verhindern, die verwendeten Farben jedoch bereits im Auflicht leuchten lassen.

Dieser Effekt wurde in den letzten Jahrzehnten auch vermehrt im Echt-Antikglas zur Herstellung von Opak- und Opalgläsern angewendet, was zu einer nochmaligen Erweiterung der ohnehin bereits umfangreichen Farbpalette geführt hat. Unter Opakglas versteht man hierbei eine Scheibe, die aus zwei Schichten besteht. Die erste Schicht enthält die Farbe, während die zumeist sehr dünne zweite Schicht milchig weiß ist und somit die Scheibe undurchsichtig – also opak – erscheinen läßt. Bei den Opalgläsern ist die zweite Schicht noch leicht durchsichtig.

Im Gegensatz zur Vielfalt des handgefertigten Glases muß der Künstler, will er industriell gefertigtes Strukturglas verwenden, auf die wenigen Produkte und Farben zurückgreifen, die der Markt liefert. Er muß hier also bereits im Entwurfsstadium auf diese Beschränkungen Rücksicht nehmen. Strukturglas wie etwa Kathedralglas ist eine Massenware, die im Endlosverfahren hergestellt wird. Bei diesem Verfahren wird die Glasschmelze zwischen zwei Walzen hindurchgeführt, deren Abstand zueinander eine stets gleichbleibende Dicke des Glases – in der Regel 4 mm – gewährleistet. Eine dieser Walzen trägt das Negativmuster der Struktur, die sich in die zunehmend viskose Schmelze eindrückt und dort beim Erkalten des Glases erhalten bleibt. Obwohl eine Massenware, haben gerade in den letzten Jahrzehnten viele Künstler dieses Glas sich zu eigen gemacht und in vielen künstlerisch hochstehenden Fenstern verarbeitet.

Sei es nun das handgefertigte Glas, welches in der Ausführung zur Verwendung kommt, oder das Maschinenglas oder eine Kombination von beidem, die Wahl einzelner Scheiben, deren Farben oder Verlauf von Struktur, ist von so entscheidender Wichtigkeit, daß der Künstler zumindest diesen Teil der Arbeit persönlich leitet. Unentwegt werden Glasstücke gegen das Licht gehalten, um die Gesamtwirkung von zwei oder drei Farben zu sehen. Bisweilen wird eine Reihe von Fenstern der Werkstatt mit ganzen Tafeln zugestellt, um möglichst viele Kombinationen gleichzeitig sichtbar zu machen. Dennoch kommt es sehr auf das Farbgedächtnis des Künstlers an, der vor seinem geistigen Auge Teile der Glastafeln bereits zusammensetzt und auf ihre Wirkung hin überprüft. Häufig kennzeichnet er daher bestimmte Teile der Tafeln mit Kreide oder legt bereits die Schablone des zu schneidenden Stückes auf exakt die Stelle der Tafel, die in Farbnuance und Struktur genau seinen Vorstellungen entspricht.

Das Herausziehen der Tafeln aus den Farbgestellen, das Hochhalten, Kennzeichnen und vielleicht schon der Zuschnitt, viel häufiger aber das Verwerfen, Zurückstellen und erneute Aussuchen sind eine mühsame Prozedur. Nicht selten endet sie beim Durchwühlen der Reste- und der Scherbenkiste, ob nicht hier ein besonders gefärbtes Stück oder eine ungewöhnliche Schattierung zu finden ist. Physisch wie auch psychisch wird hier meist unter höchster Anspannung gearbeitet, die erst nachläßt, wenn das letzte Stück gefunden ist.

Der Glaszuschnitt

Glas ist ein Werkstoff, der seit jeher mit vielen Fragezeichen versehen war. So stellt sich zum Beispiel die Frage, warum Glas überhaupt durchsichtig ist, oder warum es eine feste Gestalt annimmt, obwohl es doch eigentlich eine Flüssigkeit ist. Lassen sich diese Fragen heutzutage auf wissenschaftlichem Wege recht einfach beantworten, so ist es jedoch immer noch nicht eindeutig geklärt, warum Glas sich mit einem Rädchen überhaupt »schneiden« läßt und warum ein solcher Schnitt, wenn man ihn nicht aufklopft, nach längerer Zeit »erkaltet«, das heißt unwirksam wird.

Glaszuschnitt

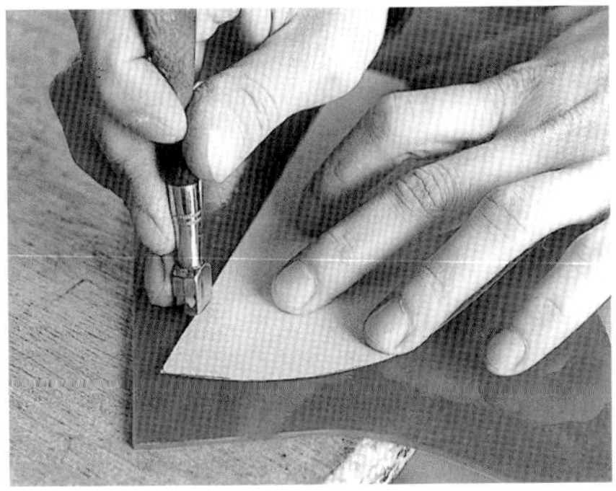

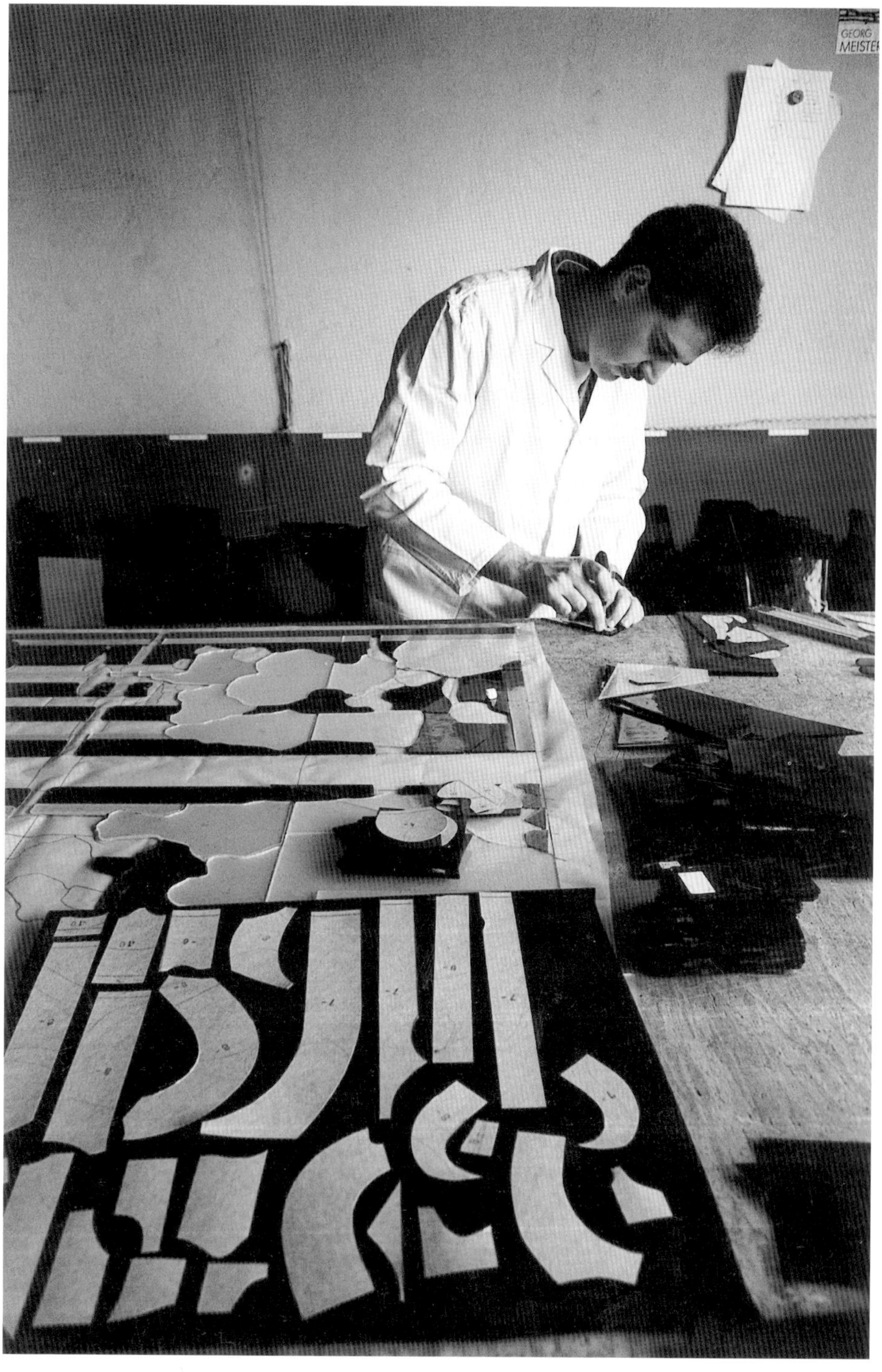

Glaszuschnitt

Viel einfacher läßt sich da die mittelalterliche Methode des Zuschneidens erklären. Wie bei Theophilus beschrieben, benützte der Glasmaler ein Trenneisen, dessen verdicktes Ende in der Esse zum Glühen gebracht wurde. Mit diesem Trenneisen fuhr er an den durch das Glas im Bleiriß sichtbaren Linien entlang und erzeugte so an dieser Stelle einen Spannungsriß. Der dabei entstehende Sprung zerteilte an der vorgegebenen Linie die Scheibe. Die für das Verbleien eminent wichtige Paßgenauigkeit der auf solche Weise hergestellten Einzelstücke war allerdings nicht sehr groß, so daß der Glasmaler nach Beendigung des Zuschnittes die Kanten mit Hilfe eines Kröseloder Fugeisens nacharbeiten mußte. Mit dessen »maulförmigen« Enden griff der Glasmaler in die Kante des Glases und brach kleine Muscheln heraus. Auf diese Weise konnte ein geübter Glasmaler relativ schnell auch komplizierte Stücke zurechtkröseln, allerdings mit der Folge, daß ihre Kanten die heute für das Mittelalter als kennzeichnend angesehenen muschelförmigen Ausbrüche aufweisen.

Der seit dem Ende des 19. Jahrhunderts übliche Zuschnitt mit Hilfe des Stahlrädchens beruht im Gegensatz dazu auf einem gänzlich anderen physikalischen Prinzip. Hierbei wird die Oberfläche des Glases an der gewünschten Linie – in der Glasmalerei also entlang der aufgelegten Schablone – angeritzt, wobei das typische »singende« Laufgeräusch des Rädchens jedem geübten Ohr anzeigt, ob der Schnitt gelungen ist oder nicht. Durch das Anritzen entsteht ein mikroskopisch feiner Riß, der mit Hilfe leichter Schläge von der Rückseite her aufgeklopft, das heißt zum Sprung erweitert wird. Ein einfacher Fingerdruck genügt dann zumeist, um die beiden Glasstücke zu teilen.

Bei komplizierteren Formen wie etwa Innenbögen muß besonders sorgfältig vorgegangen werden. Leichte Bögen können vielleicht noch mit der gegebenen Vorsicht und Erfahrung herausgeklopft werden. Tiefere Einschnitte müssen jedoch Stück für Stück mit der Kröselzange oder Brechzange herausgelöst werden, wobei einige Hilfsschnitte das langsame Herantasten an die bereits angeritzte und aufgeklopfte Hauptlinie ermöglichen. Gerade dieser Teil der Arbeit bedarf allerdings einer großen Erfahrung des Zuschneiders, um unnötige Mengen von Glasabfall zu vermeiden.

Der erste Test

Noch während des Zuschnittes werden die bereits fertigen Glasstücke probeweise auf einer Glasplatte zu einem Feld »zusammengefügt«, welches dann auf einer Staffelei oder in einem geeigneten Fenster der Werkstatt ins Licht gehalten werden kann. Sinn und Zweck dieses zusätzlichen Arbeitsschrittes ist, das Wechselspiel der Farben bereits in diesem frühen Stadium kontrollieren und gegebenenfalls durch Auswechseln einzelner Stücke korrigieren zu können.

Wie bei allen Arbeitsgängen der Herstellung eines Glasfensters werden hierbei je nach Werkstattpraxis unterschiedliche Methoden verwendet. Recht häufig wird aber die Glasplatte zuerst auf der Rückseite mit einer Kopie des Bleinetzes versehen. Zu diesem Zweck wird die Glasplatte auf die Rißpause aufgelegt und die Linien mittels einer mit Wasser und Gummiarabikum angerührten schwarzen Farbe übertragen. Der Grund für diesen Arbeitsgang ist der Ehrgeiz, einen möglichst genauen Eindruck vom erstrebten Endprodukt zu erzielen, denn ohne dieses fiktive Bleinetz würde zuviel Licht zwischen den einzelnen Glasstücken hindurchscheinen und somit die Gesamtwirkung verfälschen. Häufig wird daher zusätzlich das ganze Feld mit einem schwarzen Rand eingefaßt.

Auf der so vorbereiteten Glasplatte werden die einzelnen Glasstücke an der ihnen zugeordneten Stelle mit Hilfe von Modelliermasse, bisweilen aber auch mit flüssigem Bienenwachs befestigt. Verglichen mit einer älteren Methode, bei der die Felder probeweise verbleit wurden, erlaubt dieses Verfahren ein recht problemloses Herauslösen und Ersetzen derjenigen Stücke, die sich trotz sorgfältiger Vorauswahl nicht in das Gesamtkonzept einfügen. Ist das Feld auf diese Weise komplett zugeschnitten und somit erstmals in seiner Farbwirkung im Ganzen überprüfbar, kann die weitere Veredelung einzelner Glasstücke in Angriff genommen werden.

Ätzen, Sandstrahlen und Glasausschliff

Mit der Auswahl und dem Zuschnitt der einzelnen Glasstücke sind die elementarsten Schritte der Glasmalerei vollzogen. Der Künstler hat sich eine »Leinwand« geschaffen, die im Unterschied zur Tafelmalerei nicht neutraler Träger von Farbe, sondern die Farbe selbst ist. Er malt also in erster Linie mit Glas, bevor er, seinem persönlichen Stil folgend, mehr oder weniger intensiv, manchmal aber auch überhaupt nicht, auf Glas malt.

Der Bemalung gehen jedoch noch weitere Veredelungstechniken voran, die sich eine besondere Eigenart einer kleinen Gruppe von Gläsern zunutze machen. In der Regel sind Gläser entweder klar durchsichtig oder in der Masse durchgefärbt. Es finden sich jedoch bereits in mittelalterlichen Fenstern sogenannte Überfanggläser, bei denen der Grundkörper aus klarem Glas besteht, welches mit einer dünnen, zumeist roten, später dann auch andersfarbigen Glasschicht versehen wurde. In der Aufsicht wirken diese Gläser wie ein normal durchgefärbtes Glas und sind von diesem im eingebauten Zustand auch kaum noch zu unterscheiden.

Somit stellt sich natürlich die Frage, warum ein so umständliches Verfahren überhaupt zur Anwendung kam und heute immer noch existiert. Der Anlaß zur Herstellung der frühen Überfanggläser war ursprünglich ein rein technischer, da die färbende Wirkung von beispielsweise Kupfer oder Gold zur Erzeugung des roten Farbtones so intensiv ist, daß eine in der Masse durchgefärbte Glasscheibe von durchschnittlich vier Millimetern Dicke anstatt rot unweigerlich schwarz erscheinen würde. Eine Scheibendicke von unter einem Millimeter ist aber aus verständlichen Gründen nicht ratsam, und somit ergab sich der Überfang als konsequente Alternative.

Seit der Mitte des 13. Jahrhunderts machte man sich dann erstmals auch in der Glasmalerei diese technische Notwendigkeit zunutze, indem man Teile des roten Überfanges auf mechanischem Wege wieder entfernte und somit gleich zwei Farben in einem Glasstück erzeugte. Für uns erscheint heute die Zwei- oder Mehrfarbigkeit selbstverständlich, doch muß man sich vor Augen halten, daß bis dato der Glasmaler stets gezwungen war, unterschiedliche Farben getrennt mit Hilfe separater Glasstücke darzustellen.

Auf welchem Wege der mittelalterliche Glasmaler die Überfangschicht entfernte, ist bis heute nicht eindeutig geklärt. Analysen früher Beispiele lassen aber erkennen, daß auf dem Wege des Experimentierens die Werkstätten eine Reihe unterschiedlichster Methoden von Abschaben über Schmirgeln und lokales Erhitzen, das heißt Heraussprengen, bis hin zu frühen Vorformen von Ätzungen verwendeten.

In der modernen Glasmalerei haben sich in der Hauptsache drei Methoden zur Entfernung des Überfanges etabliert. Als wichtigste ist hier wohl das Ätzen mit Hilfe von Flußsäure zu nennen. Dieses Verfahren, in den Jahren 1670 bis 1675 durch Heinrich Schwanhardt entwickelt, macht sich die Tatsache zunutze, daß der ansonsten chemisch äußerst beständige Werkstoff Glas durch Flußsäure aufgelöst wird. Beim Ätzen wird daher die Scheibe zuerst mit einer säurefesten und leicht wieder zu entfernenden Schicht vollständig abgedeckt. Am häufigsten werden hierbei Asphaltlack, Bienenwachs oder eine Klebefolie als Abdeckungsmaterial verwendet, welches aus verständlichen Gründen nicht nur an den für das Ätzen vorgesehenen Stellen, sondern auch an den Rändern und der Rückseite des Glases aufgebracht wird. Aus der Schicht werden die gewünschten Ätzmuster wieder herausgeschnitten und freigelegt und das Glas sodann in das Ätzbad aus reiner Flußsäure getaucht. Auf diese Weise kann man die Überfangschicht teilweise oder auch ganz an den freigelegten Stellen entfernen und eine Tiefätzung oder Mehrstufenätzung erzeugen.

Ein ähnlicher Effekt kann aber auch durch eine weitere Methode, das Sandstrahlen, erreicht werden. Die Vorbereitungen gleichen denen beim Ätzen, doch werden die freigelegten Flächen nicht mit Säure, sondern mit Hilfe von Strahlmaterialien – üblicherweise Sand in unterschiedlicher Körnung – bearbeitet. Die Einrichtung einer Sandstrahlanlage, bestehend aus Kompressor, Spritzdüse und Arbeitskabine mit Absauganlage, ist kostspieliger als ein Ätzbad, aber die Arbeit geht schneller voran als beim Ätzen, und die Mattierung ist üblicherweise kräftiger.

Als dritte Methode hat sich spätestens im 18. Jahrhundert der Schliff, auch Glasgravur genannt, etabliert. Er kommt allerdings seit jeher hauptsächlich im Hohlglasbereich zur Anwendung und wird von Künstlern in der Glasmalerei weniger geschätzt, da er sich überwiegend für die Herstellung geometrischer Muster wie etwa in Rosettenscheiben eignet. Bei dieser Methode wird mit einem Wachsstift das Muster auf das Glas aufgezeichnet und dann mit einem Korund- oder Siliciumcarbidrädchen ausgeschliffen und mit einer Korkscheibe nachpoliert.

Die Bemalung

Wie bereits mehrfach erwähnt, sind in der Glasmalerei mit wenigen Ausnahmen wie etwa dem Silbergelb alle Farben im Glas selbst enthalten. Traditionell ist daher die einzige wirkliche Malfarbe das sogenannte Schwarzlot, das zur Modellierung und Schattierung verwendet wird. Gerade der letztgenannte Effekt verdeutlicht aber bereits den grundlegenden Unterschied der Glasmalerei gegenüber der Tafelmalerei. Man muß sich nämlich stets vor Augen halten, daß ein farbiges Glasfenster das Sonnenlicht transformiert und weitergibt – man schaut durch die Glasmalerei, nicht auf sie. Durch den Auftrag von Schwarzlot – sei es linear oder tonal – wird dieses Licht nun aber im negativen Sinne manipuliert, das heißt beim Bemalen fügt der Glasmaler keine Farbe hinzu, er reduziert vielmehr deren Helligkeitswert, indem er das Licht daran hindert, durch das Glas zu dringen. Es ist daher für den entwerfenden Künstler sehr wichtig, diese Besonderheit der Glasmalerei zu verstehen und richtig anzuwenden, um die Aussagekraft eines Fensters durch die Bemalung zu verstärken, ohne die Wirkung der Farben zu vermindern.

Das Schwarzlot ist im Prinzip eine Emailfarbe, d. h. es besteht hauptsächlich aus einem bei vergleichsweise niedriger Temperatur schmelzenden Glaspulver, dem feingemahlenes Eisenoxid, Kadmium etc. hinzugefügt werden. Dieses Pulver wird auf einer Glaspalette mit Hilfe eines Spachtels unter Zugabe von Malmedien wie Wasser, Gummiarabikum oder Essigsäure angerieben. Unterschiedliche Malmedien werden verwendet, wenn eine Aufeinanderfolge von Maltechniken und Malschichten ohne zwischenzeitlichen Einbrand beabsichtigt ist. Glasmaler verwenden mitunter noch andere Zugaben, um – je nach ihrem Können und erlernten Techniken – einen gewünschten Effekt zu erzielen oder die Brenneigenschaften der Farbe zu verändern. Schließlich ist es ja das Ziel, das Glaspulver einzubrennen und dadurch mit dem Trägerglas dauerhaft zu verschmelzen.

Der Auftrag geschieht traditionell mit einer Vielfalt an Pinseln. Lange, dünne Pinsel verwendet der Glasmaler für nachgezogene Linien, kürzere, flache Pinsel für Lasuren und Wasserfarbenpinsel für weiche, variable Linien. Einer der wichtigsten Pinsel ist jedoch der Dachshaarpinsel, ein weicher, bis zu 10 cm breiter Pinsel, der benutzt wird, um eine Malschicht gleichmäßig zu verteilen und das Glas so zu mattieren.

Die Verwendung dieser Pinsel sowie die Anwendung von Mal- und Kopiertechniken beruhen auf der jeweiligen Werkstattpraxis und der späteren Einbausituation des Fensters. So ist beispielsweise die Höhe der Fensteröffnung von entscheidender Bedeutung. Ein Fenster nahe dem Betrachter benötigt eine weitaus feinere Malweise, um dennoch den gleichen visuellen Eindruck zu erzielen wie eines, das etwa in 10 Meter Höhe liegt.

Malen mit Schmelzfarben

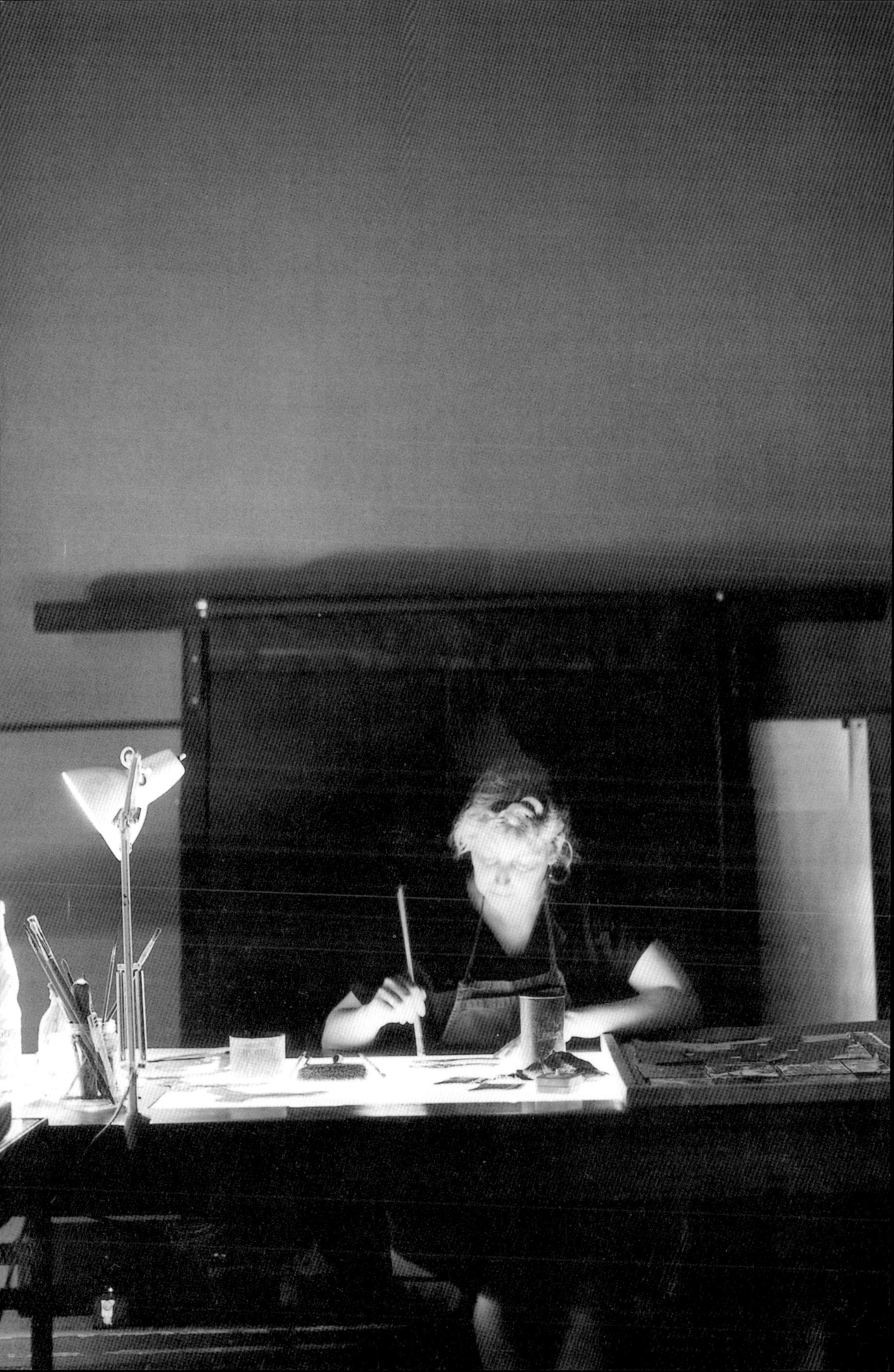

In einem ersten Arbeitsschritt überträgt der Glasmaler die Hauptumrißlinien, entweder freihändig oder indem er jedes einzelne Glasstück auf den ihm zugeordneten Karton legt und die Linien durchzeichnet. Es benötigt jahrelange Erfahrung, um sicherzustellen, daß die so erzielte Linienführung in mehr als einer mechanischen Übertragung endet. Die Qualität der Linie, ihr Schwung, verleiht der Darstellung Leben und Spontaneität. Um ein Verschmieren der Farbe während des Auftragens zu verhindern, liegt die Hand des Malers hierbei auf einer »Holzbrücke« als Abstandhalter zwischen Arm und Glas.

Das beigemischte Gummiarabikum und die Essigsäure bewirken, daß die Farbe am Trägerglas haftenbleibt und aushärtet. Somit können, unter Verwendung anderer Beimischungen, nach kurzer Zeit weitere Schichten aufgetragen werden, ohne daß die Farbe vorher eingebrannt werden muß. Diese Möglichkeit spart Zeit und Kosten, was bei jeder Auftragsarbeit ein wichtiger Faktor ist, zumal in einem so arbeitsintensiven Kunsthandwerk wie der Glasmalerei.

Nachdem alle Hauptlinien übertragen sind, werden die einzelnen Gläser je nach Entwurf gebrannt oder aber direkt weiter mattiert, sei es einzeln auf dem Leuchtkasten oder in ihrer Gesamtheit nach der bereits beschriebenen Montage auf der großen Trägerscheibe. Die Mattierung geschieht ohne Zugabe von Essigsäure zum Glaspulver. Lediglich Wasser und Gummiarabikum werden in unterschiedlichen Mengen hinzugefügt, je nach den Erfordernissen der Darstellung wie etwa der Erzeugung von harten oder weichen Schatten. Noch im nassen Zustand wird die Mattierung mit Hilfe des Dachshaarpinsels gleichmäßig über die gesamte Fläche des Glasstückes verteilt. Die benötigte Stärke der Schicht und die Weichheit ihres Tones hängen hierbei wiederum sehr von der Qualität der Farbe und des Glases ab, da die Intensität der Mattierung beim Brennen bis zu einem gewissen Grad zurückgehen kann. Eine weitere Möglichkeit der Mattierung ist das Stupfen mit dem Dachshaarpinsel in den noch nassen Malgrund, um einen harten, fast groben Effekt zu erzielen. Für hochliegende Fenster kann mit dem gleichen Effekt aber auch ebenso eine Schraffur aus sich überkreuzenden Linien verwendet werden.

Im getrockneten Zustand kann die Mattierung sodann weiter bearbeitet werden. Zur Erzeugung von Schattenlagen, Dreidimensionalität oder feinen Linien wird ein Teil der Farbe mit Hilfe von Stupfpinseln, Bürsten, Nadeln oder gespitzten Federkielen wieder entfernt. Jeder Glasmaler hat hierbei sein eigenes Sortiment an Werkzeugen, und selbst der bloße Handballen ist sehr von Nutzen.

Beim Stupfen arbeitet der Glasmaler vom Dunklen zum Hellen, indem er stufenweise die Farbe entfernt. Größte Sorgfalt, Geduld und Erfahrung sind hier gefordert. Die kleinste Unachtsamkeit hat größte Folgen, da ein Fehler nicht einfach ausradiert oder übermalt werden kann. In einem solchen Falle muß der Glasmaler vielmehr wieder ganz von vorne anfangen.

Neben den traditionellen Techniken von Mattieren und Stupfen wird heute aber noch eine Reihe mehr unkonventioneller Methoden verwendet. Die Glasfarbe kann ebenso auf das Glas geworfen, gespritzt oder getropft werden. Beim Experimentieren waren gerade in den letzten Jahrzehnten den Techniken kaum Grenzen gesetzt.

Wenn vorhin vom Schwarzlot als der einzigen wirklichen Malfarbe der Glasmalerei gesprochen wurde, so muß man hier jedoch noch eine kleine Einschränkung machen. Neben dem Schwarzlot existiert nämlich noch eine weitere Farbe, deren Einführung um das Jahr 1300 eine Revolution in der Glasmalerei verursachte. Die Einschränkungen, denen der mittelalterliche Glasmaler bei der Verwendung von Farben ausgesetzt war, wurden bereits im Kapitel »Ätzen, Sandstrahlen und Glasausschliff« beschrieben. Die Folge war, daß die Glasmalerei des 12. und 13. Jahrhunderts von einem sehr mosaikartigen Charakter geprägt war. Das heißt, daß der Verlauf der Bleiruten einen dominierenden Charakter hatte. Jede einzelne Farbe mußte mit Hilfe von Bleiruten getrennt, oder, vielleicht besser, verbunden werden, was zur Folge hatte, daß sämtliche zur Darstellung beispielsweise einer Figur benötigten Linien bereits im Bleinetz ablesbar waren und somit ein mittelalterliches Bleifeld von außen ohne durchfallendes Licht gelesen werden kann.

Erst mit der Einführung des sogenannten Silbergelbes um das Jahr 1300 war es möglich, eine zweite, – im Gegensatz zur negativen Technik des Schwarzlotes – wirkliche Farbe auf einem Glasstück nachträglich zu erzeugen. Das Silbergelb ist, wie der Name schon andeutet, eine Silberverbindung – im allgemeinen ein Silbernitrat –, die mit Hilfe einer Trägersubstanz wie etwa Ocker auf der Außenseite des Glases aufgebracht wird. Beim Brennen verbindet sich das Silber mit dem Glas zu einer transparenten Gelbfärbung, die je nach der Aufnahmefähigkeit des Glases, dem Mischungsverhältnis von Silber zur Trägersubstanz und der Höhe der Einbrenntemperatur alle Nuancen von hellem Zitronengelb über leuchtendes Gold bis zu einem kräftigen Orangeton durchlaufen kann und, da das Silbergelb im Gegensatz zu den wenig gebräuchlichen Emailfarben dem Glas kaum zusätzliche Substanz beifügt, in einer unübertroffenen Brillanz leuchtet.

Das Silbergelb wird in einem abschließenden Malvorgang aufgetragen, wenn das Schwarzlot bereits bearbeitet und eingebrannt ist. Der Auftrag geschieht wiederum mit einem Pinsel an den Stellen, an denen der Künstler beispielsweise goldene Ornamente auf weißem Hintergrund oder etwa Bäume auf hellblauem Hintergrund darstellen will. Nach dem Einbrand bei einer Temperatur von 570 bis 600 Grad Celsius wird die Trägersubstanz, soweit sie nicht verbrannt ist, auf mechanischem Wege durch Abschaben und Abwaschen wieder entfernt. Auf diese Weise entsteht ein hauchdünner Silberfilm, der im Auflicht bläulich schimmert und, da das Silbergelb in der Regel auf der Außenseite des Glases aufgetragen wird, bereits von weitem erkennbar ist.

Die Einführung des Silbergelbes um das Jahr 1300 befreite den Glasmaler erstmals von den Zwängen des Bleigerüstes, und so ist es nicht weiter verwunderlich, daß sich die Anwendung dieser neuen Malfarbe innerhalb weniger Jahrzehnte über ganz Europa verbreitete. Nachdem mit der Einführung von Silbergelb der erste Schritt zum Malen auf Glas vollzogen war, blieb es lediglich eine Frage der Zeit, wann mit der Einführung transparenter Emailfarben eine völlige Loslösung von den Zwängen der klassischen Glasmalerei erreicht werden würde. Die neuen Möglichkeiten degradierten das Glas allerdings zur bloßen Leinwand, bei der das Bleinetz als integraler Bestandteil des Entwurfes verlorengegangen war. Mit der Rückkehr der modernen Glasmalerei zu der materialgerechteren Methode des Malens mit Glas als Hauptprinzip und des Malens auf Glas als zusätzlichem Hilfsmittel spielt heute das Silbergelb, wie das Ätzen und der Schliff, zwar nach wie vor eine wichtige, aber dennoch sekundäre Rolle.

Der Einbrand

Je nach Darstellung, Maltechnik und verwendetem Malmedium werden die Gläser ein- oder mehrmals gebrannt, bevor das Feld fertig zum Verbleien ist. Ziel ist es, das Glas und die Farbe dauerhaft miteinander zu verbinden, ohne daß Einwirkungen wie Wetter oder Kondensation ihren Erhaltungszustand beeinträchtigen können.

Zum Einbrennen werden die bemalten Gläser nebeneinander auf Eisenplatten gelegt, die mit einer Schicht aus Gips als Trennmittel bestreut sind. Unebenheiten der Eisenplatte, die sich während des Einbrandes unweigerlich in die Unterseite der Gläser eindrücken wür-

Bestücken des Brennofens

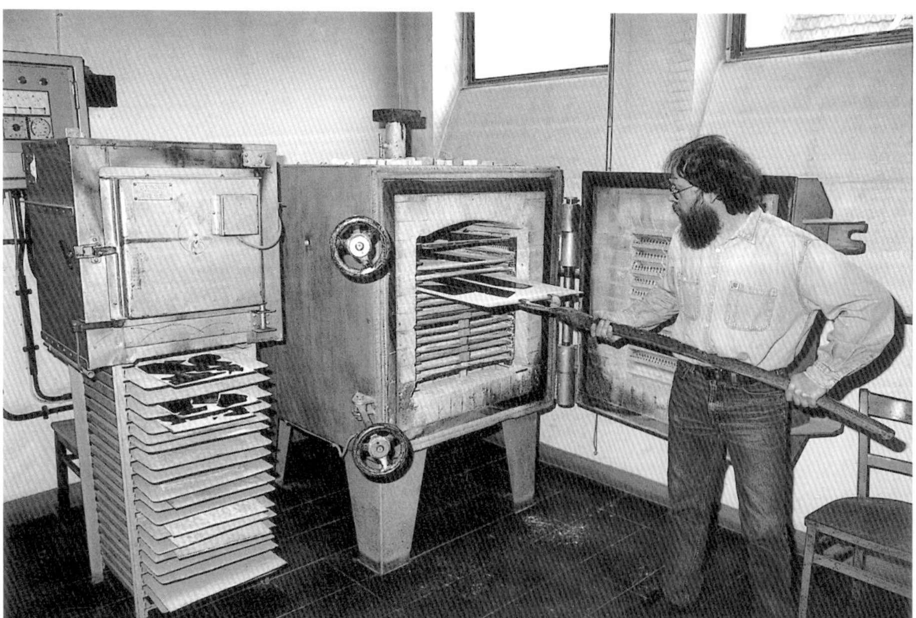

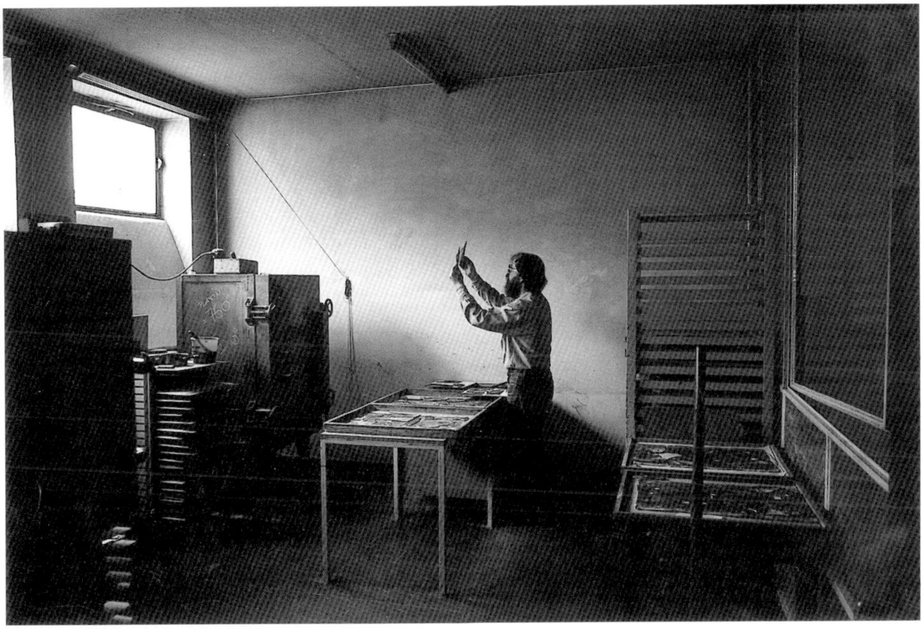

Kontrolle nach dem Brennvorgang

den, werden somit ebenso ausgeglichen. Wenn alle Eisenplatten zum Brennen der Gläser beschichtet sind, werden sie in den Brennofen geschoben und die Ofentür fest verschlossen.

Bis in die Neuzeit hinein wurden die Brennöfen mit Buchenscheiten befeuert, um die benötigte Brenntemperatur zu erreichen. Möglichkeiten zur Kontrolle der erreichten Temperatur gab es hierbei allerdings nicht. Es war daher üblich, Hilfsmittel wie etwa einen Streifen Glas zu verwenden, der vor das Guckloch gelegt wurde und durch beginnendes Verformen anzeigte, daß die gewünschte Temperatur erreicht war und das Glas mit der Farbe zu verschmelzen begann. Ebenso konnte der Glasmaler durch das Guckloch einen Blick auf die bemalten Glasstücke werfen, die bei solchen Temperaturen stumpf rot aussehen und einen leichten Oberflächenglanz haben, gegen den die Farbe sich weniger leuchtend abhebt. Von solchen visuellen Beurteilungen geleitet, hing das Gelingen des Einbrandes daher noch mehr als heute von der Erfahrung des Glasmalers ab.

Heute ist es zwar immer noch wichtig, daß der Glasmaler »seinen« Ofen kennt, doch haben die Mittel der modernen Technik viel zu einer leichteren Kontrolle des Brennvorgangs beigetragen. In der Regel werden heute elektrische oder auch gasbetriebene Öfen benutzt, wobei die modernste Ausführung der mit Laser betriebene Brennofen ist. Von Elektronik gesteuert, wird der Ofen in einer vorgegebenen Geschwindigkeit bis zur benötigten Endtemperatur erhitzt, dort in der Regel bis zu 15 Minuten gehalten und dann wieder schrittweise abgesenkt. Der Schritt von Erfolg zu Mißerfolg ist hierbei sehr gering. Zu schnelles Erhitzen oder Abkühlen des Ofens erzeugt Spannungen, die das Glas reißen oder zerspringen lassen. Eine zu hohe oder zu lang anhaltende Endtemperatur erweicht das Glas, und es verwirft sich oder beginnt sogar zu schmelzen.

Bei der soeben beschriebenen Methode spielt sich der gesamte Brennvorgang in einer Kammer ab, die kontinuierlich erhitzt und abgekühlt wird. Wirtschaftlicher ist es aber, einen konstant heißen Ofen zu benutzen. Hierbei wird das Glas in einer Kammer vorgewärmt, in einer anderen gebrannt und in einer dritten wieder abgekühlt. Bei dieser Methode ist jedoch zu beachten, daß während des Wechsels von einer Kammer zur nächsten keine kalte Luft an das Glas gelangt, da diese unweigerlich viele Stunden des Malens und Zuschneidens auf einen Schlag wieder zunichte machen würde.

Wie modern der Ofen auch immer sein mag, der Glasmaler muß dessen Brenneigenschaften, das zu brennende Glas und die Malfarben sowie die Wechselreaktionen dieser drei Faktoren aufeinander kennen, um das Risiko eines Fehlbrandes so weit wie möglich zu reduzieren. So ist die Temperatur im Ofen nicht unbedingt überall gleich, auch wenn das Thermometer dies anzeigen mag. Harte Glassorten wie etwa Grün- und Blautöne sollten getrennt von weichen Sorten wie Gelb und Weiß gebrannt werden, damit die Temperatur dementsprechend angepaßt werden kann. Die Farbe des Glases selber kann sich während des Brandes verändern und somit die vorher so sorgfältig abgestimmte Farbpalette zerstören – ein Probebrand kann hierbei viel Arbeit sparen. Die Farbe selber verliert etwas an Substanz während des Brennvorgangs, was besonders bei Mattierungen zu enttäuschenden Ergebnissen führen kann.

Dem Ende des Brennens wird daher stets mit einer gewissen Spannung entgegengesehen. Erst jetzt entscheidet sich, ob alle vorhergegangenen Mühen von Erfolg gekrönt wurden, oder ob man mit Teilen der Arbeit von vorne beginnen muß.

Das Verbleien

Glasmalereien werden häufig auch als Bleiverglasungen bezeichnet, was in gewissem Sinne einer Beschreibung dieser Kunstform gerechter wird. Neben Glas ist das Blei nämlich die zweite wichtige Komponente der Verglasung, die ihr das nötige strukturelle Gerüst verleiht, in gleichem Maße aber auch, was oft übersehen wird, zur künstlerischen Aussagekraft der Darstellung beiträgt.

Die Verwendung von Blei als Material zur Herstellung von Glasfeldern hat historische, praktische und auch finanzielle Gründe. Seit jeher ist Blei ein relativ günstiger Werkstoff, der sich leicht zu Bleiruten gießen und dann verarbeiten läßt. Die Ruten können den kompliziertesten Glasformen angepaßt werden und sind dennoch stabil genug, um als Netzwerk den späteren Belastungen von Winddruck standhalten zu können. Sie lassen sich bei einer relativ niedrigen Temperatur mit einer Blei-Zinn-Legierung

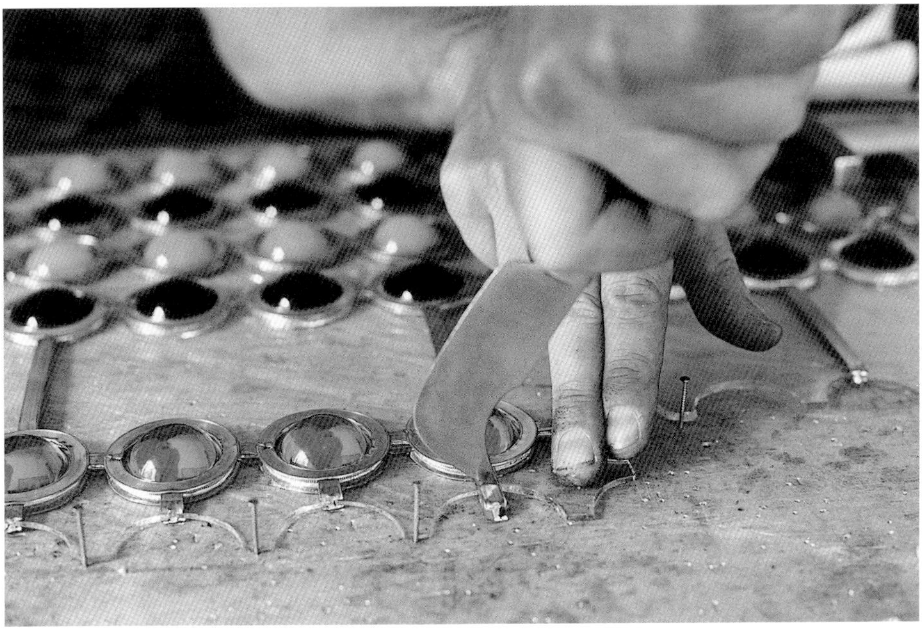

Verbleien

verlöten, ohne daß das Glas dabei Schaden nimmt. Gleichzeitig ist Blei als Schwermetall besonders resistent gegen Witterungseinflüsse, korrodiert daher kaum, was in der Glasmalerei-Restaurierung früher gerne übersehen wurde. Und sollte dennoch einmal eine Neuverbleiung nötig sein, so können die alten Ruten zusammen mit den neu anfallenden Reststücken durch Wiedereinschmelzen auf das einfachste recycelt werden.

Bleiruten sind, im Querschnitt betrachtet, einfache H-Profile mit einer stets gleichbleibenden Kernbreite von normalerweise 1,5 mm. Diese Kernbreite entspricht exakt dem Abstand, der von der Spezialschere bei der Herstellung der Schablonen herausgeschnitten wurde, um ein paßgenaues Einfügen der einzelnen Glasstücke in das Netzwerk zu garantieren. Im Profil wie in der Aufsichtsbreite variieren die Ruten dann jedoch erheblich, von flach bis rund und von 3 mm bis zu 2,5 cm in der Breite. Somit können durch Variation von Aufsichtsbreiten einzelne Linien hervorgehoben bzw. abgeschwächt werden – ein künstlerischer Prozeß inmitten einer rein handwerklichen Tätigkeit.

In einigen alteingesessenen Werkstätten werden noch heute die Bleiruten selbst gegossen und dann in der Bleimühle in die gewünschte Form und Aufsichtsbreite gezogen. In der Regel werden heute aber sämtliche Profile industriell hergestellt und können dann je nach Bedarf vom Großhändler bezogen werden.

In einem ersten Arbeitsschritt macht sich der Glaser einen Anschlag zurecht, üblicherweise mit zwei Holzstäben, die er im rechten

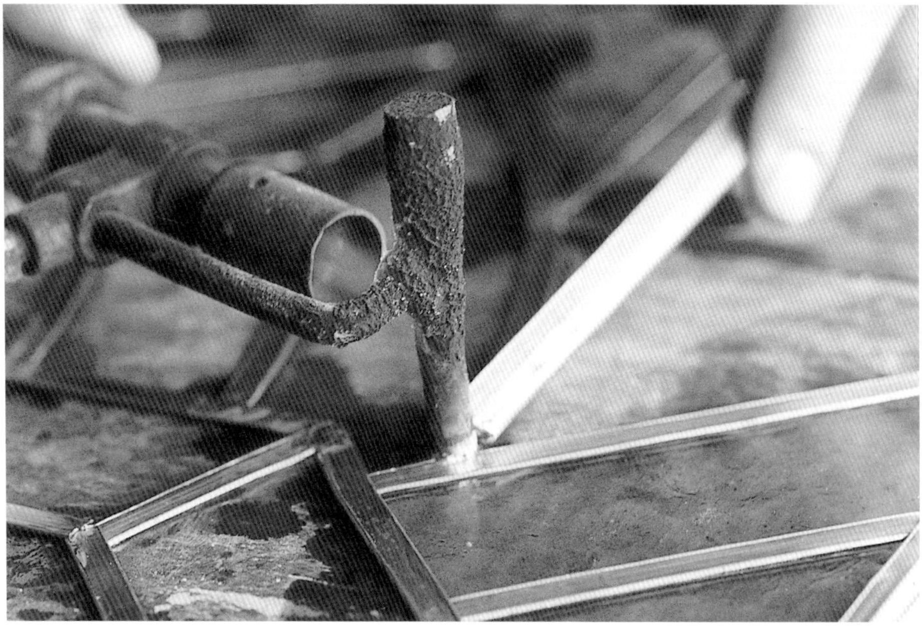

Löten des Bleinetzes

Winkel auf der Werkbank zusammenfügt. In diesen Winkel legt er ein U-förmiges Blech oder aber auch ein Bleiprofil, das den späteren Rand des Feldes ausmacht. Dem Entwurf entsprechend wird das erste Glasstück sodann in die Ecke eingesetzt und vorübergehend mit einem speziellen Stahlnagel – zumeist mit sehr dünner Spitze und breitem Kopf – fixiert. Ein Bleirutenstück von der gewünschten Aufsichtsbreite wird zurechtgeschnitten und um die noch freiliegenden Kanten des Glasstückes gelegt. Nun wird das angrenzende Glasstück eingesetzt, weitere Bleiruten werden ausgewählt, zurechtgeschnitten und um das Glas gelegt, welches abschließend wiederum mit Nägeln fixiert wird. Dieser Vorgang wird so oft wiederholt, bis das letzte Stück verbleit ist und die noch freien Seiten des Feldes mit einem abschließenden Randblech oder -blei versehen werden können. Nun werden sämtliche Stoßstellen des Bleinetzes mit Stearinwachs oder -öl als Flußmittel eingerieben und dann mit einem gasbetriebenen oder elektrischen Lötkolben verlötet. Das Verlöten geschieht natürlich auf beiden Seiten des Bleifeldes, was hierzu vorsichtig umgedreht und dabei gegebenenfalls mit Holzplatten abgestützt werden muß, da es im halbfertigen Zustand doch noch recht labil ist.

Das Verkitten

Als nächster Arbeitsgang nach dem Verbleien kommt daher das Verkitten, dessen eigentliche Aufgabe das Versiegeln des Feldes ist, welches aber auch in nicht unbeträchtlichem Maße zur Stabilität beiträgt.

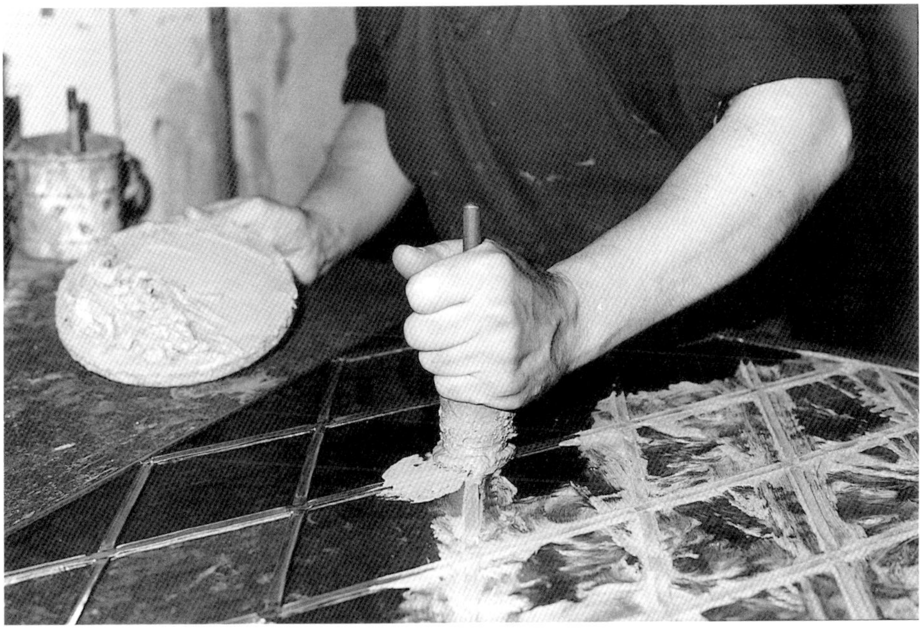

Verkitten

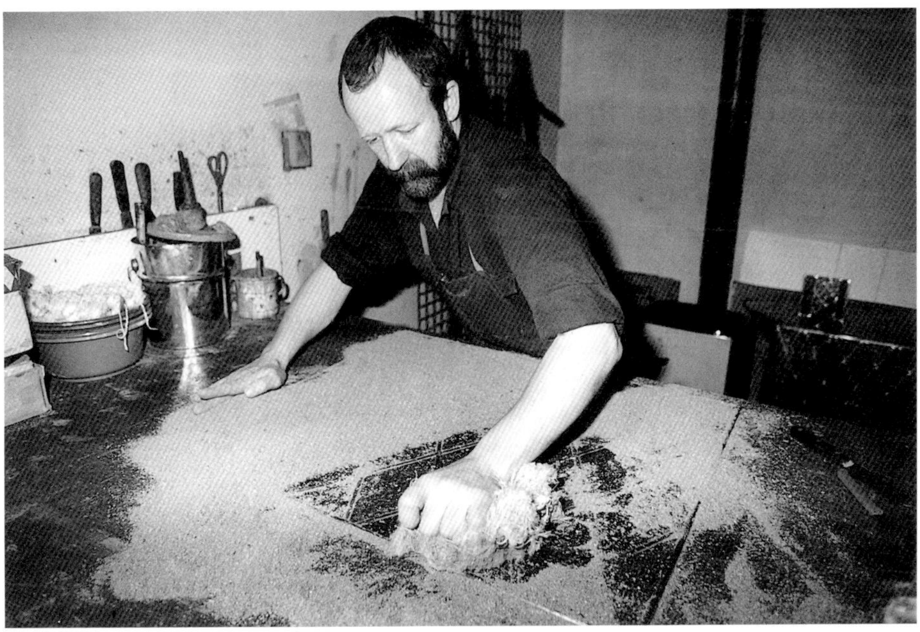

Abreiben der Kittreste mit Sägemehl

Der Kitt füllt den Zwischenraum zwischen Bleiruten und Glas aus, verhindert das Rütteln der einzelnen Glasstücke im Bleinetz und steift somit das gesamte Feld aus.

In der Regel wird zum Verkitten der Bleifelder auch heute noch der traditionelle Leinölkitt verwendet. Er besteht aus einer Mischung von Schlämmkreide und Leinöl, dem Terpentin zum Verdünnen beigemischt wird. Mit einer groben Bürste wird die so entstandene Masse in die Ritzen zwischen Blei und Glas eingetrieben, üblicherweise auf der späteren Außenseite des Feldes, wobei die Innenseite unverkittet bleibt. Dann werden die Bleiwände mit einem zurechtgefeilten Holzstäbchen an das Glas angedrückt und der Kitt somit größtenteils eingeschlossen. Schließlich wird das Bleifeld mit Sägemehl bestreut, das den überschüssigen Kitt aufnimmt, wenn das Feld mit einem Lappen gereinigt wird. Häufig werden die Kanten der Bleiruten dann noch mit einem spitzen Hölzchen abgeschabt, um eine exakte Linienführung zu gewährleisten.

Die beim Verkitten und Reinigen verwendeten Materialien machen viel Schmutz. Dieser Arbeitsgang findet daher zumeist in einem gut belüfteten Raum statt, dem jedem Glaser wohlbekannten Kittraum. Wenn das Bleifeld den Kittraum verläßt, ist es fast fertig zum Einbau an seinem Bestimmungsort. Es fehlen lediglich noch die Haften aus Blei oder Kupferdraht, mit deren Hilfe das Feld vor Ort an den Windeisen befestigt wird, um dem Feld nochmals eine zusätzliche Stabilisierung gegen Winddruck zu verleihen. Die Haften werden auf die übliche Weise an den bereits im Aufriß festgelegten Stellen auf das Bleinetz aufgelötet und dann im Fenster um die Windeisen gewunden.

Mit einer letzten gemeinsamen Kontrolle der einzelnen Felder im großen »Schaufenster« der Werkstatt durch Künstler, Glasmaler und bisweilen auch den Kunden ist sodann der langwierige Prozeß der Herstellung eines Glasmalereifensters abgeschlossen.

Der Einbau

Monumentale Glasfenster werden heutzutage, wie jedes andere Fenster auch, den jeweiligen Anforderungen vor Ort entsprechend, in die unterschiedlichsten Rahmenarten eingesetzt. Bei der traditionellen und somit in den meisten Kirchen verwendeten Methode werden sie jedoch in den Stein direkt versetzt, d. h. den Rahmen bildet das Mauerwerk, das in der Fensteröffnung mit einer tiefen Rille zur Aufnahme der Felder versehen ist. In diese Rille wird zunächst eine Seite des Feldes eingeschoben. Dann wird das Feld vertikal ausgerichtet und in die gegenüberliegende Rille zurückgeschoben, so daß der Randbereich des Feldes nun in beiden Rillen des aufgehenden Mauerwerks steckt. Zur weiteren Aussteifung werden horizontal gelagerte T-förmige Sprossen verwendet, auf denen das jeweilige Feld unten aufsitzt und mit denen es oben abschließt und somit praktisch rundherum fest eingefaßt ist. Da auch jetzt immer noch die Felder durch Winddruck und Eigengewicht eingedrückt werden können, werden sie zusätzlich in regelmäßigen Abständen mit Hilfe der Haften an den sogenannten Windeisen befestigt.

Der letzte Arbeitsgang ist schließlich das Einzementieren der Fenster mit einem Kalkmörtel. Die Felder gewinnen dadurch nochmals an Stabilität, doch vor allem wird so der Rahmenverbund wetterfest gemacht. Auf diese Weise gegen die Unbilden des Wetters gerüstet, erfüllt die Glasmalerei nun ihre duale Funktion als Fensterverschluß und Kunstwerk zugleich.

Sonderformen der künstlerischen Fenstergestaltung

Seit dem ausgehenden 19. Jahrhundert hat es immer wieder Versuche gegeben, alternative Ausdrucksformen der figurativen Glasmalerei zu finden, die ohne das strukturelle Gerüst der Verbleiung auskommen können. Aus der Vielzahl an Sonderformen seien die vier wichtigsten aufgezählt.

Tiffany-Technik

In vielen Beziehungen stehen die Fenster von Louis Comfort Tiffany (1848–1933) den ersten figurativen Bleiverglasungen näher als die meisten Glasmalereien des 19. Jahrhunderts. Er produzierte seine eigenen Opalescentgläser gezielt auf den jeweils gewünschten Effekt im Fenster hin und kam somit ohne zusätzliche Malfarben aus. Das Ergebnis waren figurative Darstellungen von erstaunlicher Detailfreude – bisweilen legte Tiffany zwei oder mehr Glasscheiben übereinander, um damit den richtigen Effekt zu erzielen –, und doch waren die Fenster reinstes Malen mit Glas anstatt auf Glas.

In seinen frühen Fenstern arbeitete er noch ausschließlich mit Bleiruten, doch entwickelte er recht bald zur Herstellung seiner heute noch weitverbreiteten Lampenschirme eine neue Technik, bei der die einzelnen Glasstücke mit einer Kupferfolie ummantelt und dann zusammengelötet werden. Besonders zur Darstellung sehr kleinteiliger Szenen ist diese Technik gut geeignet und wird daher, gefördert durch die Tiffany-Renaissance in den 80er Jahren unseres Jahrhunderts, zumeist von den Hobby-Glasern sehr gerne im Flachglasbereich verwendet.

Betonverglasungen

Ein genaues Gegenteil zur Detailfreude der Tiffany-Technik stellt die Betonverglasung dar. Hier werden gegossene Glastafeln von zumeist zweieinhalb Zentimetern Dicke dem Entwurf entsprechend zurechtgeschnitten, -gesägt oder -gehauen und an ihren jeweiligen Platz innerhalb des Feldes gelegt. Die Fugen zwischen den Glasstücken werden nach Abschluß des Zuschnittes mit Beton ausgefüllt, wodurch ein stabiles Feld entsteht, das durchaus auch statische Funktionen innerhalb der Mauerwand übernehmen kann.

Fenster aus Betonverglasungen erfreuten sich besonders in den 60er Jahren unseres Jahrhunderts einer großen Beliebtheit, werden heute aber, nicht zuletzt aufgrund langfristig auftretender Schäden, kaum noch hergestellt.

Glascollagen

Auf dem gleichen stilistischen Prinzip der Betonverglasungen beruhen die Glascollagen, die aber dennoch aufgrund der Materialwahl wesentlich mehr der ursprünglichen Glasmalerei verbunden sind. Hier werden Flachgläser aller Art, zumeist aber Echt-Antikglas, dem Entwurf entsprechend zugeschnitten, bisweilen sogar bemalt, und dann auf einer Trägerplatte aus Sicherheitsglas aufgebracht. Als Kleber wurden anfänglich Epoxyd-Harze verwendet, die jedoch in der Folgezeit recht häufig vergilbten, schließlich zerfielen und somit meist zum Totalverlust des Fensters führten. Heute werden glasklare Silikone verwendet, die einen besseren Erhalt garantieren. Die Fugen zwischen den einzelnen Glasstücken werden je nach den Vorgaben des Entwurfes frei belassen oder mit schwarzem Silikon abgedunkelt. Die so entstehenden Glasplatten werden wiederum direkt in den jeweiligen Rahmen eingesetzt.

Fusing

In den letzten Jahren kam eine neue Technik sehr in Mode, bei der das Problem des Klebers bei den Glascollagen auf eine sehr materialgerechte Weise gelöst wurde, wenn auch hierbei ein wesentlich höherer technischer Aufwand betrieben werden muß. Es handelt sich um die Übernahme einer sogenannten heißen Technik aus dem Bereich der Hohlglasherstellung. Die zurechtgeschnittenen Gläser werden wiederum auf eine Trägerplatte aufgelegt, dann aber im Ofen aufgeschmolzen, wobei sie ein integraler Bestandteil der Platte werden. Dieses sogenannte Fusing bietet darüber hinaus aber noch unzählige Möglichkeiten. Glasstücke können überlappen, ganz ohne Trägerglas miteinander verschmolzen werden oder aber auch während des Erhitzens verformt werden, um dreidimensionale Effekte zu erzielen. Gerade diese Möglichkeiten des Experimentierens werden wohl dafür sorgen, daß in näherer Zukunft noch viel mehr von dieser Sonderform der Glasmalerei zu sehen sein wird.

Verzeichnis der deutschen Werkstätten für Glasmalerei

Die Liste beruht auf dem aktuellen Mitgliederverzeichnis des Bundesinnungsverbandes des Glaserhandwerks (Stand August 1997). Sie ist ergänzt um jene Werkstätten, die in der Ausstellung vertreten sind, dem Verband jedoch nicht angehören.

01219 Dresden
Körner, Glaswerkstatt,
Julius-Otto-Straße 10

01324 Dresden
B. Dunger, vorm. Beier & Walther,
Glasmalerei – Kunstverglasung,
Königsberger Straße 6 + 10

01640 Coswig
Reinhard Meissner, Kunstglaserei,
Niederseite 22

02763 Zittau
Engelhardt, Glaswerkstatt,
Schrammstraße 18 b

04249 Leipzig
Kutzner GmbH, Bleiglaserei,
Seumstraße 15

04448 Wiederitzsch
Thomas Gärlich, Flachglasveredelung,
Alte Dorfstraße 8

06333 Quenstedt
Hartmut Petzold, Bau- und Kunstglaserei,
Eislebener Straße 10 a

06366 Köthen
A. Schneider, Baasdorfer Straße 23

06618 Naumburg
Lutz Gärlich, Domglas –
Naumburg, Spechsart 38

07381 Pößneck
Siegfried Neuparth, Kunsthandwerkliche
Glasgestaltung, Neustädter Straße 15

07570 Weida
Brunner, Glaswerkstätten, Werkstatt
Weida, Neustädter Straße 26 c

07745 Jena
Doris Lüssem, Glasmalerei und
Bleiverglasung, Kötschauweg 3

08340 Schwarzenberg
Schwarzenberg, Glaskunst, Oberes Tor 3

08355 Rittersgrün
Wolfgang Fritzsch, Kunstglaserei,
Klöppelsteig 1

08412 Werdau
Neumann, Glaserei – Kunstglaserei,
Heimland 7

08439 Langenhessen
Dietmar Thierfeld, Kunstglaserei,
Crimmitschauer Straße 129

09113 Chemnitz
Pfüller, Kunstglaserei, Limbacher
Straße 61

09130 Chemnitz
Rainer Unger & Sohn, Kunstglaserei,
Glockenstraße 13

09337 Hohenstein-Ernstthal
Wolfgang Kämpfe, Kunstglaserei,
Lungwitzer Straße 31

09380 Thalheim
Gauser, Kunstglaserei,
Stollberger Straße 25 a

12623 Berlin-Mahlsdorf
Schölzel und Walter, Glaswerkstätten, Rotdornallee 1

13088 Berlin-Weißensee
Lehmann, Glaswerkstätten, Berliner Allee 77

17498 Potthagen
Reinhard Kuhl, Glaswerkstätten, Dorfstraße 16

18439 Stralsund
Bengd Puttnies, Glasgestaltung, Kiebenhieberstraße 7

21509 Glinde
Schneider, Glasmalerei, Wilhelm-Bergner-Straße 7

31141 Hildesheim
Glas-Garms GmbH, Werkstätte für Glasmalerei und Kirchenfenster, Kampstraße 4

33098 Paderborn
Peters GmbH, Glasmalerei, Am Hilligenbusch 25–27

35083 Wetter-Oberrasphe
E. J. Klonk, Glasmalerei, Zum Wolfhain 2

35094 Lahntal-Caldern
Gossel, Glasmalerei, Rimbergstraße 23

36448 Bad Liebenstein
Iris Böse, Bleiverglasung und Glasmalerei, Inselbergstraße 53

39579 Bellingen
Glas Wilde, Dorfstraße 79

40489 Düsseldorf
Wilhelm Derix, Werkstätten für Glasmalerei, Mosaik und Betonglasfenster GmbH, Alte Landstraße 190

41068 Mönchengladbach
Pongs, Glasgestaltung, Karstraße 70

42551 Velbert
Schmidt Glas GmbH, Friedrichstraße 73

47623 Kevelaer
Hein Derix, Werkstätten für Glasmalerei, Mosaik und Restaurierungen, Gelderner Straße 29–33 und 15–19

49084 Osnabrück
Glas Deppen GmbH, Glasmalerei, Hannoversche Straße 43

52441 Linnich
Dr. Heinrich Oidtmann GmbH, Werkstätten für Glasmalerei, Mosaik, Restaurierungen, Rurdorfer Straße 9–11

54292 Trier
Kaschenbach GmbH, Glas-Kunstwerkstätten, Rudolf-Diesel-Straße 5

54295 Trier
Binsfeld, Werkstätten für Glasgestaltung, Trimmelter Weg 5

56203 Höhr-Grenzhausen
Reiner Keller, Glasmalerei, Lindenstraße 34

59063 Hamm
Freericks GmbH, Glasveredelung, Hellweg 25

60529 Frankfurt am Main
H. Schillings, Glasmalerei, Martinskirchstraße 79

64823 Groß-Umstadt
Robert Münch GmbH, Kappesgärtenweg 22

65232 Taunusstein-Wehen
Wilhelm Derix GmbH & Co. KG., Glasstudios, Platter Straße 94

65343 Eltville
Hulbert GmbH, Glasgestaltung, Wörthstraße 25–29

66119 Saarbrücken
Frese GmbH, Glasmalerei, Brühlstraße 8

69117 Heidelberg
Peter Meysen, Glasmalerei-Werkstätte, Sandgasse 6

69151 Neckargemünd
Ralf E. Schanz, Werkstätte für Glasmalerei, Ziegelhütte 9

70180 Stuttgart
Gaiser & Fieber GmbH, Glasmalerei und Kunstglaserei, Immenhofer Straße 32

70182 Stuttgart
Valentin Saile GmbH, Moserstraße 5

71101 Schönaich
Jochen Albietz, Glasmalerei und Kunstverglasung, Böblinger Straße 61 a

73054 Eislingen
Funk, Glasstudio, Rosenstraße 45

74343 Sachsenheim
Neumann, Glaswerkstätten, Aischbachstraße 8

78628 Rottweil
Wilhelm Derix GmbH & Co. KG., Glasstudios, Mittelstadtstraße 16

80335 München
Franz Mayer'sche Hofkunstanstalt und Glasmalerei GmbH, Seidlstraße 25

82467 Garmisch-Partenkirchen
Glas Dorfleitner GmbH, Kreuzstraße 6a

86937 Scheuring
Norbert Sattler, Werkstätte für Glasmalerei, Kunst am Bau GmbH, Buchenweg 2

87459 Pfronten
Eberle, Glaskunst, Tiroler Straße 40

88214 Ravensburg
Hans Bernhardt, Glasmalerei, Tannenbergstraße 12

88662 Überlingen
Andreas Dierig, Glasgestaltung, Im Guggenbuhl 30

89073 Ulm
Hubert Deininger, Glasmalerei-Werkstätte, Wilhelmstraße 18

90459 Nürnberg
Brunner & Bauch, Glaserei, Bogenstraße 14

93053 Regensburg
Alfred Schwarzmayr, Glasmalerei, Gemeinerstraße 3 b

93059 Regensburg
Geißinger GmbH, Glas Karl, Reinhausen 11

97072 Würzburg
Rothkegel, Glaswerkstätte, Friedenstraße 59

97209 Veitshöchheim
Rudolf Schieblon, Glasmalerei, Oderstraße 7

99425 Weimar
Sigrun Lopp, Kunstglaserei / Glasmalerei, Freiherr-vom-Stein-Allee 31

99427 Weimar
Ernst Kraus, Glasmalerei, Hinter dem Bahnhof 4

Allgemeine Literatur in Auswahl

Das Bild in Glas. Von der europäischen Kabinettscheibe zum New Glass, Ausstellungskatalog, Hessisches Landesmuseum Darmstadt, 4.10.–11.11.1979

Brian Clarke (Hrsg.), *Architectural Stained Glass,* London 1979

Fazit '95. Die Sammlung des Museums für Zeitgenössische Glasmalerei Langen, Darmstadt 1995

Fenster. Bilder. Glasmalerei 1926 bis 1982, Begleitheft zur Ausstellung, Augustinermuseum Freiburg i. Br., 12.3.–8.5.1983, und andere Orte

Eva Frodl-Kraft, *Die Glasmalerei. Entwicklung, Technik, Eigenart,* Wien / München 1970

Glasmalerei des 19. Jahrhunderts in Deutschland, Ausstellungskatalog, Angermuseum Erfurt, 23.9.1993–27.2.1994, Leipzig 1993

Die Glasmaler-Werkstätten Hein Derix. Zum 80. Geburtstag von Hein Derix, Ausstellungskatalog, Niederrheinisches Museum für Volkskunde und Kulturgeschichte Kevelaer, 26.5.–12.8.1984

Kunst aus Glas in der Architektur. Internationale Glasausstellungen zum 125jährigen Bestehen der Firma Wilhelm Derix, Ausstellungskatalog, Derix Glasstudios, 1991

Lawrence Lee, *Die Welt der Glasfenster. 12 Jahrhunderte abendländischer Glasmalerei in über 500 Farbbildern,* 3. Auflage, Freiburg u.a. 1987

Licht, Glas, Farbe. Arbeiten in Glas und Stein aus den rheinischen Werkstätten Dr. Heinrich Oidtmann, Aachen 1982 (2., erweiterte Auflage 1997)

Ulrike Looft-Gaude, *Glasmalerei um 1900. Musivische Verglasungen im deutschsprachigen Raum zwischen 1895 und 1918,* München 1987 (= Beiträge zur Kunstwissenschaft, Bd. 14)

Andrew Moor, *Contemporary Stained Glass. A Guide to the Potential of Modern Stained Glass in Architecture,* London 1989

Patrick Reyntiens, *The Beauty of Stained Glass,* Boston / Toronto / London 1990

Maria-Katharina Schulz, *Glasmalerei der klassischen Moderne in Deutschland,* Frankfurt am Main u.a. 1987

Robert Sowers, *Farbiges Glas als Element der Architektur,* Tübingen 1965

Robert Sowers, *The Language of Stained Glass,* Forest Grove, Oregon, 1981

Le vitrail contemporain en Allemagne, Ausstellungskatalog, Centre International du Vitrail, Chartres, 15.6.–30.9.1985

Die Kuratoren der Ausstellung

Dr. Suzanne Beeh-Lustenberger

geb. 1932; Studium der Kunstgeschichte, Archäologie sowie der Vor- und Frühgeschichte an den Universitäten Zürich, München und Bonn. Während langjähriger Beschäftigung mit der Glasmalerei entstanden Ausstellungen und Publikationen unter anderem für das Historische Museum in Frankfurt a. M., das Hessische Landesmuseum Darmstadt und das Centre International du Vitrail in Chartres.

Dr. Justinus Maria Calleen

geb. 1960 in Köln; Studium der Kunstgeschichte, Geschichte, Völkerkunde, Philosophie und Psychologie; Stipendiat des Cusanuswerkes; 1993 Promotion über das Werk von Georg Meistermann; seit 1994 Referent für Kunst, Kultur und Literatur an der Akademie der Diözese Rottenburg-Stuttgart; Nachlaßverwalter von Georg Meistermann; (Experimental-)Photograph; Ausbildung zum »Europa-Journalisten« für Print, Rundfunk und Fernsehen; Ausstellungen und Veröffentlichungen zur Kunst und Glasmalerei des 20. Jahrhunderts

Dr. Thomas Heyden

geb. 1961 in Nürnberg; Studium der Kunstgeschichte, Pädagogik und Neueren Geschichte in Erlangen, Wien und Bonn; 1993 Promotion; 1993–94 wiss. Mitarbeiter am Kunsthistorischen Institut der Universität Bonn; 1994–96 wiss. Volontär an der Kunstsammlung Nordrhein-Westfalen, Düsseldorf; seit 1997 wiss. Mitarbeiter am Deutschen Glasmalerei-Museum Linnich; Veröffentlichungen zur Kunst des 20. Jahrhunderts

Die Autoren des Kataloges

Dr. Adam C. Oellers

stellvertretender Direktor der Museen der Stadt Aachen; geb. 1949 in Linz am Rhein; Studium der Kunstgeschichte und Philosophie in Bonn und Wien; 1977 Promotion in Bonn; 1977–78 wiss. Assistent am Museum Ludwig Köln; seit 1979 Kustos an den Aachener Museen; seit 1992 Lehrauftrag an der RWTH Aachen; Sammlungsaufbau, Ausstellungen, Publikationen mit den Schwerpunkten: Klassische Moderne, Kunst im Rheinland, Aachener Stadtgeschichte, Glasmalerei, Joseph Beuys

Dr. Sebastian Strobl

geb. 1958 in Köln; Ausbildung zum Kunstglaser in Kürten; 1987 Meisterprüfung; Studium der Kunstgeschichte, Archäologie und Romanistik in Köln; 1989 Promotion zum Thema Glasmalerei-Techniken des Mittelalters; 1987–90 eigenes Studio in Köln, Schwerpunkt Glasmalerei-Restaurierung; seit 1990 Leiter der Restaurierungswerkstatt für Glasmalerei an der Kathedrale von Canterbury, England

Photonachweis

Hier nicht aufgeführte Abbildungsvorlagen stammen von den in den Bildlegenden genannten Künstlern, Werkstätten und Museen. Besonders gedankt sei Herrn Herbert Campendonk, Meerbusch, Herrn Joop M. Joosten, Leiden, dem Kunstgewerbemuseum, Staatliche Museen zu Berlin – Preußischer Kulturbesitz, dem Josef Albers Museum, Quadrat Bottrop, und dem Stadtarchiv Mönchengladbach für die freundliche Überlassung von Photographien.

Umschlagabbildung / S. 8, 11, 13, 41, 43, 45, 63, 67, 85, 87, 121, 147, 148, 149, 150, 151, 152, 157, 160, 161, 163, 164, 165: © by Stefan Johnen
S. 18: Kunstgewerbemuseum, Staatliche Museen zu Berlin – Preußischer Kulturbesitz
S. 36: Westfälisches Landesmuseum für Kunst und Kulturgeschichte Münster
S. 37, 39: Westfälisches Landesmuseum für Kunst und Kulturgeschichte Münster / Rudolf Wakonigg
S. 40: Elsbeth Gropp
S. 46: UMBO Otto Umbehr
S. 47: Atelier Günter Jagenburg, Fotografie für Werbung und Industrie, Leverkusen
S. 49, 79, 81: Werkfoto Derix – Heymann
S. 53, 54, 55: Kirschner
S. 56: Ann Münchow, Aachen
S. 59: Klaus Popp, Bildjournalist, Düsseldorf
S. 68: Dieter Schwoerer
S. 72: Helmut Fricke 1990
S. 82, 83: Inge Bartholomé, Aachen
S. 101: Copyright by Foto-Gärtner, Heidelberg
S. 102: © Edith von Welser-Ude, München
S. 104: Roland Rasemann, Leutkirch
S. 109: © Jens Weber, Foto-Design, München
S. 110: Schmeck
S. 111, 113: Claus Iden
S. 127: © Wolfgang Pulfer, Fotografie, München
S. 128: Ina-Maria von Ettingshausen, Düsseldorf
S. 139, 140, 141: Thierry Boissel